Jürgen Grieser

Triangulierung

Viele Begriffe, die wir aus der Psychoanalyse kennen, blicken auf eine lange Geschichte zurück und waren zum Teil schon vor Freuds Zeit ein Thema. Einige Begriffe haben längst den Weg aus der Fachwelt hinaus in die Umgangssprache gefunden. Alle diese Begriffe stellen heute nicht nur für die Psychoanalyse, sondern auch für andere Therapieschulen zentrale Bezugspunkte dar.

Die Reihe »Analyse der Psyche und Psychotherapie« greift grundlegende Konzepte und Begrifflichkeiten der Psychoanalyse auf und thematisiert deren jeweilige Bedeutung für und ihre Verwendung in der Therapie. Jeder Band vermittelt in knapper und kompetenter Form das Basiswissen zu einem zentralen Gegenstand, indem seine historische Entwicklung nachgezeichnet und er auf dem neuesten Stand der wissenschaftlichen Diskussion erläutert wird.

Alle Autoren sind ausgewiesene Fachleute auf ihrem Gebiet und können aus ihren langjährigen Erfahrungen in Klinik, Forschung und Lehre schöpfen. Die Reihe richtet sich in erster Linie an Psychotherapeuten aller Schulen, aber auch an Studierende in Universität und Therapieausbildung.

Bereits erschienen sind:
Band 1 Mathias Hirsch: Trauma. 2011.
Band 2 Günter Gödde, Michael B. Buchholz: Unbewusstes. 2011.
Band 3 Wolfgang Berner: Perversion. 2011.
Band 4 Hans Sohni: Geschwisterdynamik. 2011.
Band 5 Joachim Küchenhoff: Psychose. 2012.
Band 6 Benigna Gerisch: Suizidalität. 2012.
Band 7 Jens L. Tiedemann: Scham. 2013.
Band 8 Ilka Quindeau: Sexualität. 2014.
Band 9 Angelika Ebrecht-Laermann: Angst. 2014.
Band 10 Hans-Dieter König: Affekte. 2014.
Band 11 Bernhard Strauß: Bindung. 2014.
Band 12 Ludwig Janus: Geburt. 2015.

Band 13 **Analyse der Psyche und Psychotherapie**

Jürgen Grieser

Triangulierung

Psychosozial-Verlag

Bibliografische Information der Deutschen Nationalbibliothek
Die Deutsche Nationalbibliothek verzeichnet diese Publikation in der Deutschen Nationalbibliografie; detaillierte bibliografische Daten sind im Internet über http://dnb.d-nb.de abrufbar.

3. Auflage 2021

E-Mail: info@psychosozial-verlag.de
www.psychosozial-verlag.de

Umschlaggestaltung: Hanspeter Ludwig, Wetzlar
www.imaginary-world.de
Satz: Hanspeter Ludwig, Wetzlar
ISBN 978-3-8379-2321-6

Inhalt

Einleitung

Zu Beginn möchte ich anhand von zwei Situationen veranschaulichen, wie sich der Unterschied zwischen einer nicht triangulierten und einer triangulierten Situation anfühlen kann, welche Differenz im Erleben von Raum und Selbst damit verbunden sein kann.

> Ein Patient erzählt einen Traum: Er erforscht mit einem Freund ein ihm vage bekannt vorkommendes Gelände und kommt zu einem abgelegenen Haus. Der Freund bleibt draußen, während er hineingeht und sich alles anschaut, dann erblickt er vor dem Fenster eine Raubkatze und erschrickt, weil das Raubtier ihn direkt ansieht. Der Patient will über Funk Kontakt zu seinem Freund draußen aufnehmen, doch kommt keine Verbindung zustande. Er wird von Panik überwältigt und – erwacht.
>
> Der Patient schildert noch einige Details über das Innere des Hauses, der Sog der Traumerzählung führt aber vorrangig hin zur Raubkatze mit ihren grünen Augen, nur eine dünne Fensterscheibe trennt ihn von ihr. Das Funkgerät ist Schrott, der Freund ist nicht mehr erreichbar und wird vom Patienten in seinen Assoziationen zum Traum auch nicht mehr erwähnt.
>
> Dem Therapeuten ergeht es beim Zuhören so, dass auch er in den Sog der Traumerzählung mit hineingenommen wird und in der Identifikation mit dem Träumer Angst, aber auch Faszination angesichts der Raubkatze erlebt, die in der Fantasie des Therapeuten sehr weiblich erscheint. Er spricht mit dem Patienten über das Erforschen von Räumen, welche Gefahren und Freuden damit verbunden sein können, und denkt, ob das für den Patienten etwas mit dem Eindringen in den

Körper der Frau zu tun haben könnte. Therapeut und Patient sehen sich der Raubkatze gegenüber, fühlen sich hypnotisiert und gelähmt; dem Therapeuten fällt nichts ein und dem Patienten scheint es unbehaglich zu werden. Und er verstummt.

An diesem Punkt der Traumbearbeitung ist das Erleben des Patienten und des mit dessen Erleben identifizierten Therapeuten dyadisch geprägt: Ich und die Katze; ich und die Gefahr; ich und der Traum – was soll ich mit alldem tun? So fasziniert und bedroht sich der Patient gegenüber dem Raubtier im Traum fühlt, so fasziniert und bedroht fühlt sich der Therapeut gegenüber der Aufgabe, nun etwas Sinnvolles zu sagen, denn der Patient schweigt und ihm selbst fällt nichts ein, was ihm angesichts des reizvollen Traumes zunehmend absurd erscheint. Als er sich so richtig unwohl fühlt, denkt er an seinen Supervisor, was der wohl sagen würde, wenn er ihm diese Situation berichtete. Und damit, dass der Therapeut innerlich aus der Situation heraustritt und sie in der Identifikation mit einem außenstehenden Dritten, dem Supervisor, von außen betrachtet, wechselt er vom dyadischen in den triadischen Modus und nimmt eine erste Triangulierung vor, die seine Fähigkeit, kreativ reflektierend zu denken, wiederherstellt.

Nun fallen ihm Dinge ein, die bislang im Hintergrund geblieben und seinem zunehmend eingeschränkten Fokus entzogen waren. Er denkt, dass die Idee, mit seinem Supervisor Kontakt aufzunehmen, im Traum dem verlorenen Kontakt mit dem Freund des Träumers entspricht, dass beide hilfreiche Dritte sein könnten, wenn man in Kontakt mit ihnen treten könnte.

Dann stellt er sich seinen Supervisor plötzlich als streng vor, dass der denken könnte, der Therapeut mache seine Arbeit nicht richtig, wenn er mit dem Patienten dessen Träume genieße, statt mit diesem den Traum zu bearbeiten. Weil ihn sein Supervisor für seinen Genuss an dem Traum des Patienten zu kritisieren scheint, fragt er sich, ob vielleicht auch der Träumer seinen Begleiter draußen gelassen haben könnte, um den Genuss für sich allein zu haben.

Als der Therapeut, wieder von einem leichten Schuldgefühl begleitet, realisiert, dass sowohl er als auch sein Patient ihren eigenen Gedanken nachhängen und dass es wohl an der Zeit wäre, etwas zu sagen, wird ihm klar, dass er als Therapeut nun auch in die Position des draußen gebliebenen Dritten geraten ist, der den Kontakt zum Patienten verloren hat. Deshalb sagt er nun zum Patienten, dass er sich frage, ob der Patient sich vielleicht gerade ähnlich allein gelassen fühlen könnte wie im Traum, als er keinen Kontakt zu seinem Freund herstellen konnte. Darauf hält dieser zuerst die Luft an, atmet dann tief durch und beginnt sich zu entspannen. In der Folge unterhalten sie sich darüber, welche Möglichkeiten der Träumer finden könnte, den Kontakt zu seinem Freund wiederherzustellen.

War der Therapeut zuerst, identifiziert mit dem Träumer, im Sog des dyadischen Modus in die Traumhandlung hineingenommen worden und hatte schließlich wie dieser der Katze in ihre zugleich verführerischen wie gefährlichen Augen geschaut, so konnte er nun wieder aus einer dritten Position heraus den Träumer sehen, der sich in seinem Traum bewegt und in der Therapiestunde mithilfe des Therapeuten diesen Traum erforscht. So wie im Traum der Freund als begleitender Dritter verloren geht, was die Erforschung des Hauses gefährlich macht, so kommt im Erleben des Patienten auch der Therapeut immer wieder als Sicherheit bietender triangulierender Begleiter in der Erforschung der psychischen Welt des Patienten abhanden; er fühlt sich dann allein und hilflos den bedrohlichen Affekten und Vorstellungen gegenüber.

Als sich Therapeut und Patient der Rolle des Freundes im Traum und damit dem Thema der unsicheren Präsenz des Dritten im Leben des Patienten zuwenden, schafft dies Raum zum Denken und Abstand von der bedrohlichen Raubkatze. Aber die Reduktion der Angst hat auch einen Preis, nämlich den Verzicht darauf, dem Wunsch, der Anziehung durch die Augen des Raubtieres, ganz nachzugeben. Mehr Nähe bis hin zur vorübergehenden Verschmelzung wäre nur möglich, wenn die Erreichbarkeit des Dritten besser abgesichert wäre.

Das Beispiel weist schon auf verschiedene Facetten des Dritten hin, zeigt aber auch eine grundlegende Ambivalenz, die ihm innewohnt: der, die, das Dritte als Retter, als hilfreiche Erweiterung, aber auch als Bedrohung, wenn es kritische Gedanken auslöst oder der unmittelbaren Wunscherfüllung Grenzen setzt.

Um ein weiteres Beispiel dafür zu geben, wie sich Triangulierung, der qualitative Unterschied zwischen einer dyadischen und einer triadischen Position, anfühlen kann, benutze ich die von Jean-Paul Sartre (1943) beschriebene Situation des Menschen, der heimlich an einer Tür horcht oder durch das Schlüsselloch guckt: Das, was hinter dieser Tür zu sehen oder zu hören ist, nimmt seine Aufmerksamkeit vollständig gefangen, die ganze Existenz schrumpft auf das zusammen, was hinter der Türe geschieht. Bis er plötzlich Schritte im Flur vernimmt! Schlagartig wird die Situation bei der Vorstellung, ein Dritter könnte ihn bei seinem Tun ertappen, erweitert und nimmt eine neue Dimension an.

Beim Gedanken an die Möglichkeit, dass jemand auftauchen und uns bei unserem Tun an der Tür sehen könnte, sehen wir uns selbst durch die Augen dieses vorgestellten Anderen und erkennen uns in unserem Tun und Sein. Sartre meint, man habe nur insofern ein Bewusstsein von sich selbst, als man sich vorstellt, das Objekt der Wahrnehmung eines Anderen zu sein – ein Gedanke, der in der intersubjektiven Psychoanalyse und der Mentalisierungstheorie eine zentrale Rolle spielt. Deshalb, so Sartre, empfinde der Mensch, wenn er sich derart durch die Augen des Anderen hindurch seines eigenen Tuns, seiner Existenz und seiner Identität bewusst wird, Scham oder Stolz.

Dieses Beispiel zeigt, dass der Mensch die Triangulierungen gerne auch aufgeben möchte, um dyadische oder symbiotische Erlebensweisen der Verschmelzung aufzusuchen.

Stellte für den psychoanalytisch orientierten Psychotherapeuten früher das ödipale Dreieck die Grundidee dar, mit dem er triadische Konstellationen in der Therapie zu verstehen versuchte, so stehen heute mit dem Konzept der Triangulierung weiter gefasste Vorstellungen darüber zur Verfügung, welche Rolle der, die oder das Dritte in der psychischen Entwicklung und der Entstehung von psychischen Störungen und deren Behandlung spielt. »Triangulierung« stand zunächst nur für eine der ödipalen Triangulierung zwischen dem vierten und sechsten Lebensjahr vorausgehende und deshalb »*frühe* Triangulierung« genannte Konstellation, in der der Vater in der Mitte des zweiten Lebensjahres die Mutter-Kind-Dyade zu einer Triade erweitert. Heute sehen wir Triangulierung als ein psychisches Grundprinzip, das weit über das reale oder imaginäre Personendreieck der Kleinfamilie hinaus in unterschiedlicher Form und in unterschiedlichen Lebensphasen in Erscheinung tritt.

Die Grundidee ist, dass die Beziehung zwischen zwei Polen durch einen dritten ermöglicht und reguliert wird, wobei die Triangulierung Öffnung und Entwicklung bedeutet, zugleich aber auch Stabilisierung und Sicherheit. Der oder das triangulierende Dritte reguliert und relativiert die Beziehung zwischen zwei anderen. Triangulierungsprozesse beginnen vor der Geburt und enden mit dem Tod, was die Bedeutung des Ödipuskomplexes, der Ur-Triade der Psychoanalyse, für den therapeutischen Alltag relativiert.

Hier einige weitere Phänomene, die heute unter den Begriff »Triangulierung« fallen und auf die ich später ausführlicher zu sprechen kommen werde:

- Triangulierung schafft Raum; wo etwas Drittes ist, gibt es Möglichkeiten, sich hin und her zu bewegen, Nähe und Distanz zu regulieren, zu denken und zu reflektieren.
- Bereits vor der frühen Triangulierung findet eine psychosomatische Triangulierung statt. Hier ist der *Körper* des Kindes das Dritte zwischen Mutter und Kind, und es geht darum, dass die Zuständigkeit für diesen Körper von der Mutter auf das Kind übergeht. Die psychosomatische Triangulierung spielt in der Adoleszenz und im Alter erneut eine wichtige Rolle sowie im Kontext somatischer Symptome und Behandlungen.
- Noch früher, nämlich im Alter von wenigen Wochen, zeigt der Säugling schon erste angeborene triadische Kompetenzen. Er ist nicht nur in der Lage, abwechselnd mit zwei Bezugspersonen zu interagieren, sondern versucht sogar, diese zu einer gemeinsamen Interaktion zu dritt zu animieren.
- Sogar bereits vor der Geburt des Babys ist die Triangulierungsfähigkeit seiner Eltern von Bedeutung; je besser die Eltern in der Lage sind, sich und ihr zukünftiges Baby in Dreiersituationen vorzustellen, desto besser wird sich das Kind entwickeln.
- In einem Drei- oder Mehrpersonensystem bis hin zu großen Gruppen kann jeder oder jede Untergruppe für jeweils die beiden anderen Personen oder Untergruppen die Rolle des Dritten übernehmen. Nicht nur der Vater kann der Dritte für Mutter und Kind sein, sondern auch die Mutter für Vater und Kind und das Kind für die Eltern.
- Nicht nur Personen oder von diesen abgeleitete intrapsychische Repräsentanzen können das Dritte sein, sondern auch Symbolisches, wie die Sprache, die zuerst von den Eltern als etwas Drittes in ihre Beziehung zum Kind eingeführt wird.

- Triangulierung steht auch für die Fähigkeit, eine exzentrische Position einzunehmen und sich und seine Beziehungen wie von außen wahrzunehmen und zu reflektieren, zu »mentalisieren«.
- Dazu gehört die Verortung des eigenen Selbst in einer mit den anderen Menschen geteilten Realität, so wie der Seefahrer mithilfe der Triangulierung, sich auf bekannte Fixpunkte beziehend, unterwegs seine Position berechnet.
- Der Therapeut trianguliert sich in der Behandlung unter anderem, indem er das, was er mit dem Patienten erlebt, parallel reflektiert, auf seine Theorie bezieht oder seine Arbeit mit Fachkollegen supervidiert.
- Auch Gesetze, Regeln oder kulturelle Vorgaben stellen Formen des Dritten dar, wie die Rahmenbedingungen, die eine psychotherapeutische Behandlung ermöglichen und schützen.
- Im triangulierten Raum der Psychotherapie kann im intersubjektiven Austausch zwischen Analysand und Analytiker im Zwischenraum, der die beiden zugleich verbindet und trennt, etwas Neues, das »analytische Dritte« (Ogden, 2004), auftauchen. Das Dritte zwischen Patient und Therapeut stellt den eigentlichen Gegenstand des analytischen Prozesses dar.

So wie das »triadische Denken« (Buchholz, 1993), also die Fähigkeit, in komplexen Strukturen immer wieder Dreieckskonstellationen zu erkennen, Sigmund Freud die Entdeckung des ödipalen Dreiecks ermöglichte, so kann es jedem Therapeuten neue Wahrnehmungs- und Handlungsoptionen eröffnen. Die Fähigkeit, das Dritte zu suchen und zu finden, ist insbesondere in behandlungstechnisch schwierigen Situationen sehr hilfreich, wenn sich die Beteiligten eingeengt fühlen oder sich als Teil einer dyadischen Eskalation oder symbiotischen Regression erleben, die sie nicht beeinflussen können. Egal, ob dies in der ambulanten Therapie, auf der Station oder im sozialen Feld stattfindet, begibt sich der triadisch denkende Therapeut oder Supervisor auf die Suche nach einem übersehenen oder entwerteten Dritten, einer bisher nicht wahrgenommenen oder gewürdigten Triade, um den Fokus zu erweitern und die zweipolige zu einer dreipoligen Konstellation zu erweitern. »Das ungewusste Dreieck als das eigentliche Problem: Wenn es erkannt ist, ist die Lösung oft nahe« (Ingwersen, 2006, S. 213). Deshalb kann die Suche nach dem Dritten als ein »Universalschlüssel« zur Lösung von Behandlungskrisen gelten.

Und es gibt viele Dritte: In einer 2004 erschienenen Ausgabe der Zeitschrift *Psychoanalytic Quarterly* zum Thema des Dritten in der Psychoanalyse zählte Samuel Gerson (2011) 22 verschiedene Arten des Dritten, die er in drei Gruppen einteilte: das entwicklungspsychologische Dritte, das relationale Dritte und das kulturelle Dritte. Triangulierung steht für eine bestimmte Perspektive oder Denkfigur, die nicht so einfach einer bestimmten psychoanalytischen Richtung zugeordnet werden kann, sondern sich bei verschiedenen psychoanalytischen Psychologien bedient und heterogene Konzepte verbindet.

Die klassischen vier Psychologien der Psychoanalyse (Pine, 1988) sind in der Reihenfolge ihres Entstehens erstens die *Triebpsychologie*, wie sie Freud zuerst entwickelt hatte mit der grundsätzlich unlösbaren Konflikthaftigkeit des Menschen im Zentrum: Die Wünsche führen zu Konflikten, die mithilfe der Abwehrmechanismen bewältigt werden müssen. Darauf folgte die *Ich-Psychologie*, die das Ich als Vermittler zwischen Wunsch und Realität, Innen- und Außenwelt ins Zentrum stellte. Die dritte Psychologie, die *Objektbeziehungstheorie*, sieht in den Beziehungserfahrungen des Menschen mit seinen Bezugspersonen die Grundbausteine der Psyche und den Ursprung der Konflikte. Und in der vierten, der *Selbstpsychologie*, geht es schließlich um die Kohärenz des Selbst und die Regulation des Selbstwertgefühls.

Zu diesen vier Richtungen gesellten sich in den letzten Jahrzehnten weitere Ansätze wie die psychoanalytische Familientherapie und Gruppentheorie, die lacanianische Psychoanalyse, die Bindungstheorie und Kleinkindforschung, die Traumatheorie oder die intersubjektive Psychoanalyse. Die Kleinkindforschung und die Kinder- und Jugendlichenpsychoanalyse brachten viele neue, empirisch abgestützte Erkenntnisse zur Bedeutung der Triangulierungen und des väterlichen Dritten.

Die zuletzt erwähnte und jüngste Richtung, die relationale oder intersubjektive Psychoanalyse, sieht in der Interaktion von Analytiker und Analysand den Kern des psychoanalytischen

Prozesses. In diesem ist die spezifische Beziehung, die zwischen dem Patienten und dem Analytiker mit ihren beiden Subjektivitäten und gegenseitigen Übertragungen und Gegenübertragungen entsteht, das Dritte. Weil die Beziehung auch eine Eigendynamik hat, die auf den Patienten wie den Therapeuten zurückwirkt und bei beiden bleibende Veränderungen hinterlässt, werden die analytische Beziehung und das in ihr entstehende Neue als das intersubjektive Dritte betrachtet. In diesem Sinne gehört heute zur Indikationsstellung für eine psychoanalytische Behandlung die Frage: »Können Ich und der Andere etwas Drittes zum Werden bringen? Kommt es dadurch, daß ich und der Andere sich der Methode unterwerfen, zu einem Neuen?« (Reiche, 1999, S. 594).

Die Triangulierungstheorie, wie ich sie unter entwicklungspsychologischen, klinischen und behandlungstechnischen Aspekten darstellen werde, bezieht sich in unterschiedlichem Maß auf die erwähnten psychoanalytischen Ansätze und steht damit auch wie ein Verschiebebahnhof verbindend zwischen diesen Theorien. Sie ist eine von verschiedenen Perspektiven, die uns die Schwierigkeiten unserer Patienten und unsere Schwierigkeiten in der Arbeit mit ihnen erhellen helfen. Dass eine erfolgreiche Behandlung in der Regel die Anwendung verschiedener theoretischer Perspektiven erfordert, passt insofern zum Thema Triangulierung, als zu einer triangulierten Grundhaltung zur Welt, der eigenen Person und dem eigenen Tun auch gehört, dass man verschiedene Positionen nebeneinander stehen lassen und die Begrenztheit der eigenen Möglichkeiten in Erwägung ziehen kann.

Hier berühren wir den Triangulationsbegriff der Sozialforschung, in der »Triangulation« die Kombination verschiedener Methoden bezeichnet mit dem Ziel, die Schwächen der einzelnen Methoden durch die Anwendung verschiedener Methoden auszugleichen. Auch in den Kulturwissenschaften und der Sozialphilosophie fand in den letzten Jahren eine Hinwendung zu triadischen und räumlichen Konzepten statt, was zeigt, dass auch das zunehmende Interesse am Triangulierungskonzept in der Psychoanalyse mehrfach determiniert ist und eine übergeordnete Gegenbewegung spiegelt von der Erforschung immer kleinerer, isolierter Einheiten hin zu vernetztem, strukturorientiertem, ökologischem Denken. Auf die Entwicklung der Psychoanalyse bezogen befinden wir uns in einer Gegenbewegung zur Fokussierung auf die präödipale Zeit und mit der frühen Mutter-Kind-Beziehung als dyadisches Paradigma, das nach Freuds Tod dessen vaterzentriert-ödipal-triangulierte Psychoanalyse erweiterte und zugleich in den Hintergrund treten ließ.

Gab es zu Freuds Zeiten nur einen Dritten, den Vater als Verkörperung von Gesetz, Kaiser und Gott zugleich, so gibt es heute viele mögliche Dritte. Triadisches Denken steht für Öffnung, Vermittlung und Anerkennung, für Bewegung und Entwicklung, Aushalten von Widersprüchen und passt damit zu einer sich stetig verändernden, offenen Welt, in der die Frage nach der Identität an die Stelle der Sexualität als zentrales Thema zu treten scheint. Genügte für den sexuellen Trieb der Andere als Triebobjekt, so rückt die Frage der Identität darüber hinaus die Frage der Anerkennung dessen, was ich mit dem Anderen mache, durch einen Dritten ins Zentrum, was dem Sachverhalt erst seine Bedeutung gibt.

Alles, was der Einzelne erlebt, will er einem Anderen zeigen. Erst dessen Blick auf das Erlebte gibt dem Erlebten seinen Wert. Dies ist die trianguläre Grundlage der Identität, deshalb will das kleine Kind alles zeigen, deshalb hält es der Erwachsene nicht aus, eine geheime Geliebte zu haben, sondern will sich mit ihr genauso der Welt zeigen wie der geniale Verbrecher seine Tat. Ohne einen Dritten als Zeugen droht die Realität des Erlebten verloren zu gehen. Dies ist das Problem alter Menschen, wenn die Zeugen dessen, was man erlebt hat, wegsterben, und das Problem traumatisierter Menschen, die allein mit dem schrecklichen Erleben zurückbleiben, wenn es keine Zeugen des Traumas mehr gibt oder die Anerkennung verweigert wird (Gerson, 2011).

Vom Ödipuskomplex zu neueren Triangulierungskonzepten

Der Begriff der Triangulierung stammt ursprünglich aus der Geometrie, genauer der Trigonometrie, in der es um die Berechnung von Dreiecken geht. In der Vermessungskunde kann man mit der Triangulierung zum Beispiel die Entfernung zwischen zwei Punkten mithilfe eines dritten und den Winkeln im gegebenen Dreieck berechnen oder in der GPS-Navigation die eigene Position bestimmen. Im Kontext psychischer und sozialer Phänomene heißt »Triangulierung«, dass das Verhältnis zwischen zwei Elementen durch die Beziehung zu einem dritten reguliert oder definiert wird.

Ödipale und präödipale Triangulierung

In der Psychoanalyse sprach zuerst der französische Kinder- und Jugendpsychiater Jean-Louis Lang 1958 von Triangulierung, wobei er sich auf Jacques Lacan bezog. Lang untersuchte die Schwierigkeiten psychotischer Kinder im Umgang mit Dreierkonstellationen, ihre Probleme, über die »dritte Dimension« oder »trianguläre Struktur« zu verfügen. Ein Jahrzehnt später prägte Ernest Abelin (1971) als Mitarbeiter der Gruppe um Margaret Mahler zur Erforschung der psychischen Entwicklung im Säuglings- und Kleinkindalter den Begriff »frühe Triangulierung«: Mitte des zweiten Lebensjahres benutzt das Kind die Beziehung zum Vater dazu, um Nähe und Distanz zur Mutter zu regulieren und die gewonnene Ablösung von ihr zu konsolidieren. Abelin verknüpfte Konzepte der psychoanalytischen Trieb-, der Objektbeziehungstheorie und der Ich-Psychologie mit Jean Piagets Vorstellungen der kognitiven Entwicklung.

Doch die Geschichte beginnt eigentlich mit Sigmund Freuds Entdeckung des Ödipuskomplexes: Das Kind entwickelt ein sexuelles Begehren gegenüber dem einen Elternteil und gerät deshalb in Konflikt mit dem anderen, bis es schließlich unter dem Druck der durch die Eltern vertretenen Realität akzeptiert, dass es seine Triebwünsche nicht mit den Eltern befriedigen kann und auch von deren Triebbefriedigung ausgeschlossen ist, die diese ohne es als Paar genießen. Daraufhin verdrängt das Kind seine libidinösen Wünsche vorübergehend, um sie, wenn sie später in der Adoleszenz wieder auftauchen, auf Objekte in der Außenwelt zu verschieben.

Freud postulierte, dass psychische Entwicklung nur gelingen könne, wenn der ödipale Komplex ausgebildet und bewältigt worden sei, weshalb die Bearbeitung des Ödipuskomplexes auch ein zentraler Fokus der psychoanalytischen Therapie darstelle. Mit der Theorie vom Ödipuskomplex brachte Freud nicht nur die Notwendigkeit einer triangulären psychischen Strukturierung als Conditio sine qua non auf den Punkt, sondern verband diese unter dem Aspekt des Inzesttabus auch direkt mit der Anerkennung des Realitätsprinzips und den Anforderungen der Außenwelt.

Vor allem an zwei Punkten machte sich heftiger Widerstand gegen seine Theorie fest: nämlich gegen die ausschließliche und nur vom Kind ausgehende triebtheoretische Motivation des ödipalen Geschehens einerseits und gegen die Behauptung der Universalität des Ödipuskomplexes über alle Kulturen hinweg andererseits. Beide Kritikpunkte wurden damit hinfällig, als in der Weiterentwicklung der psychoanalytischen Theorie das ödipale Geschehen aufgefächert und die Triangularität des psychischen Lebens auch in den Freud noch nicht zugänglichen präödipalen Entwicklungsphänomenen beschrieben wurde, die dann auch nicht mehr ausschließlich triebtheoretisch zu erklären waren.

Die gesellschaftlich skandalöse Idee Freuds, dass das Kind schon voller sexueller Impulse sei und aktiv die Eltern verführe, wurde dadurch relativiert, dass zunehmend die Wechselseitigkeit von psychischer Beeinflussung und Verführung anerkannt wurde und ungelöste ödipale Probleme von Mutter und Vater – deren

Iokaste- und Elektrakomplexe – als mindestens gleich relevant dem ödipalen Interesse des Kindes gegenübergestellt wurden.

Die Frage, ob der Ödipuskomplex nur vor dem Hintergrund eines patrilinearen Familienbildes seine Berechtigung hat, kann als Frage nach der Universalität von triangulierten Beziehungskomplexen so formuliert werden, ob jede Kultur die Triebbefriedigung bei den primären Bezugspersonen begrenzt, die Abwendung von exklusiv dyadischen Beziehungsformen erzwingt und das Inzesttabu einführt. Tatsächlich stellt jede Kultur dem Mutter-Kind-Paar einen Dritten zur Seite, egal, ob es sich bei diesem um den Vater oder eine andere definierte Person oder im Extrem ein übernatürliches Wesen handelt und die Anerkennung dieses kulturell legitimierten und beauftragten Dritten durch Mutter und Kind und damit die Begrenztheit ihrer dyadischen Beziehung erzwingt (Delaisi de Parseval, 1981).

Paranoid-schizoide und depressive Position

Ende der 1920er Jahre beschrieb Melanie Klein unter dem Titel *Frühstadien des Ödipuskonflikts* (1927) triadische Erlebnisweisen schon vor dem dritten bis fünften Lebensjahr, in dem Freud die ödipale Phase angesetzt hatte. Klein erkannte, dass sich schon das jüngere Kind dem Vater zuwendet, und führte dies, mit Freud triebtheoretisch denkend, darauf zurück, dass das Kind, wenn die Mutter ihm mit dem Abstillen die Brust versagt, mit aggressiven Gefühlen der Mutter gegenüber reagiert. Um die Beziehung zur Mutter vor der Zerstörung durch seinen eigenen Hass zu schützen, wendet sich das Kind dem Vater zu. Bei Freud wie bei Klein entsteht in der ödipalen oder frühödipalen Konstellation psychische Struktur, weil das Kind ein Verbot bewältigen muss: bei Freud das »Nein« der Eltern gegenüber seinen genital-ödipalen Wünschen, bei Klein das »Nein« zum oralen Wunsch nach der Brust als Pars pro Toto für die Mutter.

Klein führte mit der paranoid-schizoiden und der depressiven Position zwei grundlegende Funktionsprinzipien ein, die immer eine Rolle spielen, wenn es darum geht, mit den Zumutungen des Lebens umzugehen.

Im paranoid-schizoiden Modus wird versucht, durch die Spaltung in gute und böse Anteile das Gute zu retten und das Böse auszublenden – die gute Brust der Mutter wird von der bösen, versagenden Brust abgespalten, womit zwei Vorstellungsdyaden entstehen, nämlich die gute Beziehung und die schlechte Beziehung, die voneinander getrennt gehalten werden müssen.

Im depressiven Modus hingegen kann das Subjekt die guten und die bösen Anteile des Objekts integrieren und in ihrem Widerspruch aushalten – die Voraussetzung für jede Triangulierung. Der depressive Modus muss auch zur Verfügung stehen, wenn das Kind die ödipale Situation lösen und aushalten soll, Mutter und Vater nicht in Gut und Böse aufzuspalten, sondern als Elternpaar verbunden wahrzunehmen und sich selbst dem Paar gegenüber in einer exzentrischen Position zu erleben. Gelingt diese Anerkennung der Triade, so stellt dies einen qualitativen Sprung im Welterleben und in der psychischen Struktur des Kindes dar hin zu einer abgegrenzten inneren Welt, einem triangulären inneren Raum und einer umgrenzten Welt, »die es mit beiden Eltern teilt und in der verschiedenartige Objektbeziehungen möglich sind« (Britton, 1989, S. 98).

Mit der Hinwendung zu der präödipalen Lebensspanne wandte sich die Psychoanalyse nach Freud nicht nur jenem Bereich zu, zu dem Freud keinen direkten Zugang gehabt hatte, der frühen Mutter-Kind-Beziehung. Sie verließ damit auch das triadische Paradigma, wie es Freud mit dem Ödipuskomplex und seiner vaterzentrierten Sozialpsychologie abgesteckt hatte. Ein neues, an der Mutter-Kind-Beziehung orientiertes, aber im Grunde systemisches Paradigma wurde von Donald W. Winnicott formuliert, als ihm eines Tages in seiner kinderärztlichen Praxis auffiel, dass er es gar nie mit dem Kind allein zu tun hatte: »Es gibt den Säugling gar nicht«, schrieb Winnicott (1960, S. 50), weil »man überall da, wo man einen Säugling findet, auch die mütterliche Fürsorge findet, und ohne die mütterliche Fürsorge gäbe es keinen Säugling«.

Die Entdeckung des Vaters der präödipalen Zeit

So war denn auch die Wiederentdeckung des Vaters ein Zufallsbefund, resultierend aus einer Störung, als die Mitarbeiter in

Margaret Mahlers Forschungsgruppe bemerkten, dass sich die Kinder einem als passiver Beobachter häufig im Raum anwesenden männlichen Psychiater zuwandten. Offensichtlich hatte dies überhaupt nicht den Erwartungen der die Entwicklung des Kleinkindes erforschenden Psychoanalytiker entsprochen, und sie mussten dann erst einmal auf die den Rahmen ihres damaligen Denkens sprengende Hypothese kommen, »daß diese Reaktion mit der Beziehung der Kinder zu ihren Vätern zusammenhing« (Mahler et al., 1975, S. 300).

Ein solcher Gedanke war Mitte des vorigen Jahrhunderts durchaus nicht naheliegend, war doch der Vater im Kleinkindalter in der Lebensrealität so wenig wie in der psychoanalytischen Theorie präsent. Vor diesem Hintergrund ist die Begeisterung in Mahlers Formulierungen zu verstehen, dass die Kinder den Vater »als etwas großartiges und aufregendes Neues« erleben, ein »wie aus der Außenwelt« kommender »Ritter in seiner glänzenden Rüstung« und »Retter vor einer schlechten Mutter« (Abelin, 1971, S. 232).

Mit der wachsenden Einsicht, dass die Entwicklung des Kindes immer in einem triadischen Rahmen eingebettet sein muss, wurde dann Winnicotts dyadisches Paradigma, dass es einen Säugling ohne Mutter nicht gibt, wieder zu dem nun ganz neu klingenden triadischen Paradigma erweitert, »daß es ein solches durch Mutter und Kind gebildetes Paar ohne Vater nicht gibt« (Green, 1975, S. 526). Wobei André Green hier nicht unbedingt den realen Vater meint, sondern die Anwesenheit eines väterlichen Dritten in der bewussten oder unbewussten Vorstellungswelt von Mutter und Kind. Hier traf sich die Wiederentdeckung des Väterlichen im beobachtenden Forschungssetting der Kinderanalyse mit den Vorstellungen der von Lacan geprägten strukturalistisch orientierten Psychoanalyse von der symbolischen Funktion des Vaters.

Auf der einen Seite wuchs das Interesse am väterlichen Dritten also aufseiten der Kinderanalytiker, die immer auch mit den erwachsenen Bezugspersonen der Kinder Kontakt haben mussten. Diese Erwachsenen wurden oft als störend erlebt. So wurde versucht, deren Einfluss auf die Behandlungen auszuschalten, doch setzte sich dann die Erkenntnis durch, dass dies nicht nur nicht durchführbar, sondern auch nicht zielführend und effizient war, weil das Kind ja weiterhin in seinem realen Bezugspersonensystem lebte. Daraus entstanden dann Konzepte zur Elternarbeit in der Kinderpsychoanalyse und in den 1960er Jahren die psychoanalytische Familientherapie, in der eine systemische Sichtweise aufgenommen und der Ort der relevanten psychischen Dynamik und des Unbewussten neu lokalisiert wurde, nämlich nicht mehr nur im Individuum, sondern in seinen Beziehungen.

Aus der Sicht einer solchen an der Familientherapie geschulten »Beziehungsanalyse« (Bauriedl, 1980) konnten psychische Störungen nicht länger aus der Mutter-Kind-Beziehung allein erklärt werden, sondern der Bezugsrahmen musste um die Beziehung zwischen den Eltern und zwischen Vater und Kind erweitert werden. Dann können alle »Erscheinungsformen der Psychopathologie, von der Schulleistungsstörung bis zu psychotischen Zuständen« (Bauriedl, 1998, S. 132), als Ausdruck von Beziehungsstörungen in Triaden verstanden werden.

Auf der anderen Seite hatte sich schon seit den 1950er Jahren Lacan mit der Bedeutung des Vaters als symbolischem Grundbaustein der Psyche beschäftigt. Lacan geht mit dem Strukturalismus davon aus, dass die Kultur, die menschliche Psyche und das Unbewusste wie sprachliche Symbolsysteme funktionieren, wobei jedes Symbol durch seine Relation zu anderen Symbolen definiert ist: »Mutter« bedeutet für sich allein noch nichts, erst in Relation und Abgrenzung zu »Kind« oder »Vater«.

Darauf bezieht sich Green, wenn er meint, weil das Kind die Vereinigung von Mutter und Vater repräsentiere, gebe es kein Mutter-Kind-Paar ohne Vater. Weil die Anerkennung des väterlichen Dritten die Anerkennung eines zentralen symbolischen Strukturelements der Kultur bedeutet, ist sie die Voraussetzung dafür, dass der Mensch einen Ort in dieser Kultur finden kann. So wie sich kein Sprecher außerhalb des Sprachsystems stellen kann, wenn er verstanden werden will, kann sich kein Mensch außerhalb der symbolischen Strukturen seiner Kultur stellen, wenn er nicht als »verrückt« gelten möchte. Lacan bezieht sich im Wortspiel »nom-du-père«/»non-du-père«, »Name-des-Vaters«/»Nein-des-Vaters« auf die grenzsetzende und damit auch sinn- und haltgebende Funktion des ödipalen Vaters im Sinne Freuds gegenüber der Mutter-Kind-Dyade.

Symbolische kulturelle Strukturen als vierter Pol

Ich habe vorgeschlagen, die Triangulierungstheorie zu einer dreidimensionalen Theorie des psychischen Raumes weiterzuentwickeln, in dem neben den drei Polen Subjekt, Objekt, Dritter ein vierter Pol erforderlich ist, damit wir wirklich von einem *dreidimensionalen* Raum sprechen können (Grieser, 2003, 2011). An diesem vierten Pol sehe ich die symbolischen Strukturen der Kultur als Matrix, entlang der sich die Beziehungen und die Psyche entwickeln und die ihren Erfahrungen eine Bedeutung gibt. Dieser vierte Pol des Symbolischen oder der Kultur gibt Strukturen vor und stellt symbolische Elemente zur Verfügung, die zur Not auch als Fantasien oder stützende Strukturen an die Leerstellen treten können, die fehlende Erfahrungen mit Dritten hinterlassen.

Die Interaktionen mit dem Vierten, dem symbolischen Pol des psychischen Raumes, bleiben der Alltagswahrnehmung in der Regel entzogen. Doch manchmal tritt das Vierte deutlich in Erscheinung und wird dann oft als etwas triangulierendes Drittes wahrgenommen: wenn die Mutter die ersten Symbole in ihre Beziehung zum Kind einführt, wenn die Polizei auftritt, um Gesetzen Nachdruck zu verschaffen, oder wenn die Regeln auf der Station im Krankenhaus ein beziehungsregulierendes Drittes zwischen Patient und Behandlungsteam darstellen.

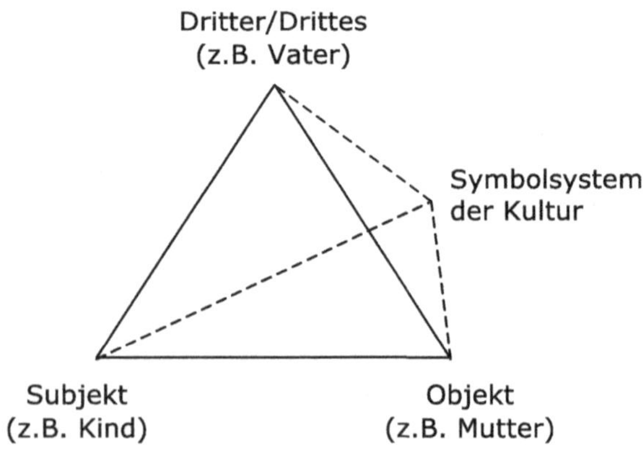

Abbildung 1: Der trianguläre Raum

Welche Verbreitung die Triangulierungsideen in jüngster Zeit finden, zeigt das vom Hessischen Kultusministerium (2013) eingeführte Konzept »triangulierter Beratungsgespräche« in der Schule. In einer Rotationsbewegung zwischen den Teilnehmenden, meist also Lehrer, Schüler und Eltern, stellt abwechselnd jeder für die anderen den Dritten dar »und kann das eigene Fühlen, Handeln und Denken aus dieser Perspektive reflektieren, wodurch das Bekannte und Gewohnte in Frage gestellt wird« und »erweiterte Handlungsoptionen entstehen« (Löhlein & Lohl, 2013, S. 14). Dabei anerkennt jeder die Positionen der anderen Beteiligten und erlebt, dass die anderen seine eigene Position anerkennen, wodurch vor allem die Schüler in ihren Anliegen besser wahrgenommen werden sollen.

Für die weitere Darstellung seien nun einige Begriffe aufgeführt:

- *Triadische Kompetenz* bezeichnet die Fähigkeit, mit einer Person unter Einbezug eines Dritten zu interagieren. Die Forschung belegt, »daß der Säugling von Anfang an zu triadischen und polyadischen Beziehungen befähigt ist« (Klitzing, 2002, S. 868).
- *Triadifizierung* bezeichnet die Beziehungsregulation in einem Dreieck real anwesender Personen. Der Begriff wurde von dem französischen Kinderpsychiater Serge Lebovici (1993) eingeführt. Beispiel: Zwei Personen haben einen Streit, eine dritte schlichtet den Konflikt.
- *Triangulierung* stand ursprünglich für die Verinnerlichung triadischer Beziehungserfahrungen in der Kindheit: Die Triadifizierung mit dem realen Vater wird zur Triangulierung, wenn das Kind seine triadischen Beziehungserfahrungen mit den Eltern auch unabhängig von deren Anwesenheit in seiner inneren Welt präsent halten und auch auf neue Situationen anwenden kann. Damit verknüpft ist die Perspektivenübernahme, die Fähigkeit also, sich und seine Beziehungen aus der Sicht der anderen zu sehen.
- *Trianguläre Kompetenz* umfasst dementsprechend nicht nur die Fähigkeit, in einem Dreieck zu interagieren, sondern darüber hinaus, das eigene Befinden und Verhalten und das der anderen zu mentalisieren, indem man sein eigenes Verhalten wie aus der Position eines Dritten heraus wahrnehmen kann.

- *Triangulation* ist nicht nur die englische Übersetzung für Triangulierung, sondern auch ein in der Familientherapie gebräuchlicher Begriff für pathologische Triaden, in denen die dritte Person, oft das Kind, in einer bestimmten Rolle wie der des Verbündeten oder des Sündenbocks fixiert wird, um einen Konflikt in der Zweierbeziehung der Eltern zu regulieren. Steht »Triangulierung« in der Psychoanalyse für eine ausgleichende und Möglichkeiten eröffnende Beziehungsgestaltung in und durch Triaden, so wird das Kind in der »Triangulation« im Gegenteil dazu unfrei gemacht.

Oft wird, das sei noch angemerkt, einfach von Triangulierung und triangulärer Kompetenz gesprochen, egal, ob Phänomene auf der Ebene der Realbeziehungen oder der inneren Welt gemeint sind, und auf eine Unterscheidung zur Triadifizierung verzichtet.

Triangulierungen in der lebensgeschichtlichen Entwicklung

Entwicklung ist ein dialektisches Wechselspiel von Verschmelzung und Spaltung, von Verbindung und Trennung, von Nähe und Distanz. Die Geburt, die Differenzierung von kindlichem und mütterlichem Selbst, die Hinwendung zum Dritten und die Separation im Individuationsprozess, die Ablösung des Kindes hin zu außerfamiliären Gruppen bis zur Ablösung in der Adoleszenz, das alles sind Triangulierungsschritte, in denen jeweils etwas Neues als Drittes hinzutritt und Entwicklung ermöglicht oder erzwingt. Im Erwachsenenleben setzt sich dies fort mit der Öffnung der Paarbeziehung der Eltern hin zum ersten Kind, dessen Verselbstständigung und Ablösung und zuletzt mit der Trennung vom Leben im Tod. So kann die Lebensgeschichte als eine Abfolge von Triangulierungssituationen beschrieben werden, wobei immer auf einen Schritt von symbiotisch-dyadischer Abschließung und Verschmelzung ein Schritt hin zu zentrifugaler, triangulierender Öffnung folgt.

Dies gilt für den Einzelnen wie für die Familie; auch die Familie pendelt über die verschiedenen Lebensphasen hinweg hin und her zwischen Konzentration nach innen und Ausdehnung, Öffnung nach außen, zwischen zentripetalen und zentrifugalen Bewegungen. Auf Phasen, in denen die Familienmitglieder eng aufeinander bezogen sind, etwa Geburt, Übergang zur Elternschaft oder Großelternschaft, folgen Phasen, in denen sie sich auseinanderbewegen und der Individuation des Einzelnen mehr Raum geben, beispielsweise in der Adoleszenz, in der Krise der Lebensmitte oder dem Rückzug vom Beruf ins Privatleben (Frevert et al., 1996).

Alte Formen der psychischen Organisation und der Beziehungen werden in diesen zyklischen Bewegungen hin zu Neuem geöffnet, wobei das Neue nicht nur in der Außenwelt, sondern, wie etwa das Baby, auch im Binnenraum auftauchen kann. Falls diese Pendelbewegungen und Anpassungen einmal nicht mehr möglich sind, erstarrt die psychische Struktur und verkümmern die Beziehungen. Allerdings wird das Neue oft zunächst nicht als ein hilfreiches oder befreiendes Drittes erlebt, sondern als störend oder sogar als bedrohlich. Doch das »Neue kommt immer zur Welt als Etwas, das frühere Symbiosen stört« (Sloterdijk, 1998, S. 51).

Fantasien über den Dritten in der vorgeburtlichen Triade

Bereits vor der Zeugung und Geburt eines Kindes existiert es in den Fantasien seiner Eltern, wenn nicht als Fantasie über ein Kind, dann doch als Matrix über Eltern-Kind-Beziehungen, in Form der in der eigenen Kindheit begründeten Eltern-Kind-Repräsentanzen. Idealerweise bilden Eltern gemeinsame Fantasien über ein Wunschkind, manchmal entwickeln sie aber auch gemeinsame Sorgen, und dann ist das Kind auch schon als potenzielles Problemkind präsent. Diese präkonzeptionellen Fantasien beinhalten bereits erhoffte oder befürchtete Beziehungsaspekte zum Kind und zu Dritten, die in der Beziehung eine Rolle spielen, wie der andere Elternteil, Geschwister und Großeltern.

Solche Fantasien können in unterschiedlichem Ausmaß symbiotische, dyadische und triadische Anteile enthalten und erlauben bereits Vorhersagen nicht nur hinsichtlich der Qualität der späteren Interaktionen zwischen Eltern und Kind, sondern über die Entwicklung des Kindes überhaupt. So konnten Kai von Klitzing und Mitarbeiter in zwei Longitudinalstudien von der Schwangerschaft bis ins vierte Lebensjahr der Kinder belegen, dass die Qualität der Eltern-Kind-Interaktionen und der kindlichen Problemlösungsstrategien umso besser waren, je ausgeprägter die triadischen Kompetenzen der Eltern schon vor der Geburt des Kindes waren, je »triangulärer ihre Vorstellungswelt bezüglich des imaginären Kindes war, je mehr ihre Vorstellungen in eine von Dialog gekennzeichnete Partnerschaft und von Kontinuität geprägten eigenen triadischen Herkunftsgeschichte eingebettet waren« (Klitzing et al., 2002, S. 879). Insbesondere korrelierte die Fähigkeit des Säuglings für Interaktionen zu dritt »in besonders hohem Maß mit der triadischen Kompetenz der Väter während der Schwangerschaft« (ebd., S. 878).

Alle Formen verzerrter Triaden, die wir später erörtern werden, können schon in den präkonzeptionellen Fantasien der Eltern eine Rolle spielen und Auswirkungen haben, und zwar bis hin zu Problemen der Infertilität: Die in Therapien mit Paaren, die keine Kinder bekommen, formulierten Ängste der Frauen, vom Mann nicht unterstützt und dann mit dem Kind sich selbst überlassen zu werden, und die spiegelbildlichen Ängste der Männer, die Frau mit der Geburt an das Kind zu verlieren, sind Beispiele für latent ambivalente Paardyaden mit unsicheren Triangulierungen. Diese werden dann zum Problem, wenn es um die Erweiterung der Dyade zur Triade geht, manchmal aber auch erneut, wenn es um den Wunsch nach weiteren Kindern geht.

Die Geburt – Ent-Bindung und Einbindung

Ab einem gewissen Zeitpunkt der Schwangerschaft kann die Mutter das Kind anhand seiner Bewegungen unmittelbar sinnlich wahrnehmen und als ein von ihr getrenntes Wesen erleben. Der Vater muss warten, bis die Kindsbewegungen so stark werden, dass sie auch von außen spürbar werden. Damit ist die Existenz des Kindes als eines Dritten im Bunde gesichert. Heute können die Eltern schon viel früher aus der Schwangerschaftskontrolle eine DVD mit Aufnahmen ihres Kindes im Mutterleib mitnehmen und sich, medial vermittelt, visuell statt taktil ein Bild von ihrem Kind machen.

Die Geburt stellt für die Mutter eine erste Trennung von ihrem Kind dar und zugleich den Beginn einer neuen Beziehung: Die fantasierte innere Beziehung wird durch eine äußere zum realen Kind erweitert. Im Übergang der Ent-Bindung, dieser biologisch, psychologisch und auch sozial hochbedeutsamen Szene, treten gleich in mehrfacher Hinsicht Dritte zur Mutter-Kind-Beziehung hinzu und schaffen zum ersten Mal eine Distanz zwischen den beiden, aus der heraus die Mutter ihr Kind sehen und dessen

Existenz außerhalb von ihr anerkennen kann: die Geburtshelfer, der Vater, die Großeltern, der Staat etc.

Jede Kultur stellt dem Mutter-Kind-Paar einen Dritten zur Seite, definiert neben der biologischen Mutterschaft eine sozial begründete Vaterschaft, wobei der Vater nicht unbedingt der biologische Vater sein muss. Früher wurde der Vater von der Geburt ferngehalten, galt in manchen Kulturen wegen seiner Neidgefühle auf das Mutter-Kind-Paar sogar als gefährlich und durchlitt stattdessen eine Form von Wochenbett, die Couvade, das Männerkindbett, die ihn zum Vater machte. In unserem Kulturkreis ist das Bedrohliche des werdenden Vaters zivilisatorisch gebändigt, sodass das Ritual, mit dem er bei der Geburt in Erscheinung tritt, näher bei Mutter und Kind vollzogen werden kann. Hüllte er im traditionellen ländlichen Frankreich das Neugeborene in sein Hemd, eine symbolische väterliche Plazenta, so darf er heute, wo seine Anwesenheit bei der Geburt nicht nur zugelassen, sondern erwünscht ist, sogar die Nabelschnur zwischen Mutter und Kind durchschneiden, Mutter und Kind symbolisch trennen, und das Baby baden.

Wenn das Baby den Körper und damit auch die exklusive Sphäre der Mutter verlässt, geht es durch die Hände Dritter – der Hebamme, des Geburtshelfers, vielleicht auch des Vaters – und ist zu einem äußeren Objekt geworden, bis es der Mutter zurückgegeben wird. Auch der Staat bemächtigt sich als ein Dritter des Kindes, es wird amtlich registriert und mit einem Namen definiert. Zwar sprechen Hebammen im Jargon davon, dass das Kind bei der Geburt aus der Mutter »aussteige«, doch kommt die Aktivität auf der einen Seite von der Mutter, die das Kind aus sich herauspresst, und auf der anderen Seite von der Außenwelt, die das Kind herauszieht oder per Kaiserschnitt herausholt.

Das folgende Beispiel eines schwierigen Geburtsverlaufs (Jordi, 2000) zeigt, auf welche Art Schwierigkeiten, die Trennung vom Kind in der Geburt zu vollziehen, mit Triangulierungsproblemen der Gebärenden zusammenhängen können:

> Bei einer Hausgeburt ist unter anderem die extra angereiste Mutter der Gebärenden zugegen, die sich störend einmischen möchte und vom Geburtshelfer auf Abstand gebracht werden muss. Die Geburt stagniert, ein Wehenstillstand tritt ein und der Geburtshelfer muss sich der im

Raum ausbreitenden Panik, Todesangst und Lähmung entziehen, um mit der Vakuumglocke einen kräftig schreienden Jungen auf die Welt zu zerren. Die Hebamme durchtrennt die Nabelschnur, in der Aufregung wird übersehen, dass auch der Ehemann und Vater des Kindes zugegen ist und diesen symbolischen Akt übernehmen könnte. Im Wochenbett entwickelt die Mutter dann eine Depression, und als ihre Mutter wieder abreist, hat sie plötzlich keine Milch mehr.

Die Gebärende war in einer sehr engen Beziehung zu ihrer Mutter aufgewachsen, hatte wegen Ängsten noch als Jugendliche bei ihr im Bett geschlafen, ihr Vater hatte, schon bevor sie ihn mit 18 Jahren verlor, scheinbar in ihrem Leben keine Rolle gespielt. Die Patientin verließ ihre Mutter, um zu heiraten, doch die Mutter lehnte den Schwiegersohn ab und blieb im Leben ihrer Tochter so präsent, dass die Gebärende während des Geburtsstillstandes den Eindruck hatte, »ihre Mutter schaue wie mit einem Röntgenblick in ihre Vagina hinein« (S. 29).

Trotz der äußerlichen Trennung von der Mutter durch die Heirat und den Wegzug zum Ehemann stand der Patientin keine Erfahrung einer gelungenen Trennung zur Verfügung, weil sie nie die Gelegenheit hatte, dies mithilfe des väterlichen Dritten zu erleben und in die Beziehung zur Mutter einzuführen. Trennung konnte deshalb nur als gefährliches Geschehen fantasiert werden.

Weil sie nicht über eine mit konstruktiver Aggression und Ablösung assoziierte väterliche Repräsentanz verfügte, konnte die Gebärende auch in der Geburtssituation die Aggression, sich von ihrem Kind trennen zu wollen und dieses herauszupressen, nicht selbst aufbringen, weshalb diese stellvertretend vom Geburtshelfer, einem Dritten außerhalb, zur Verfügung gestellt werden musste. Die schwache Rolle des Männlichen in der Welt der Gebärenden mit ihrem Kind spiegelt sich auch in der nebensächlichen Rolle, die ihr Mann spielte, der während der Geburt vergessen wurde.

Auch in der weiteren Entwicklung der Mutter-Kind-Beziehung machten der jungen Mutter dann alle Ablösungsschritte ihres Sohnes Angst: vom Abstillen, Kriechen, Gehen bis zum Eintritt in den Kindergarten und die Schule.

Weil sich die werdenden Mütter während Schwangerschaft und Geburt stärker der Identifikation mit ihren eigenen Müttern zuwenden, ist es umso wichtiger, dass dieser Prozess durch eine zuverlässige Identifikation mit dem väterlichen Dritten ausgeglichen werden kann. Steht die Erfahrung der Triangulierung im Dreieck mit den eigenen Eltern zur Verfügung, dann können im Entwicklungsschritt der frühen Triangulierung auch Aggressions- und Trennungserfahrungen gemacht und bewältigt werden, weshalb im späteren Leben Trennung und Ent-Bindung nicht als destruktiv und todbringend fantasiert werden müssen. Dann kann auch die Wiederannäherung an die eigene frühe Mutter nach der Geburt in der Stillzeit und im Kleinkindalter des eigenen Kindes durch die aktuelle Beziehung zum Ehemann und Vater des Kindes trianguliert werden. »Eine mangelhaft triangulierte Beziehung zur eigenen Mutter erschwert es der werdenden Mutter, eine paranoide Verarbeitung der ambivalenten Einstellungen während Schwangerschaft, Geburt und Wochenbett immer wieder aufzulösen. Es ist anzunehmen, dass dadurch Pathologien während Schwangerschaft und Geburt sowie postpartale Depressionen begünstigt werden« (Jordi, 2000, S. 31).

Die werdende Mutter erlebt sich mit ihrem Baby nicht nur in einer Dreierbeziehung mit dem Vater des Kindes, sondern auch in einer Triade mit ihrer eigenen Mutter; sie möchte sich von dieser unterstützt und als gute Mutter gespiegelt sehen, was die »Mutterschaftskonstellation« (Stern, 1995) begünstigt, in der sich die junge Mutter nach der Geburt mit ihrem Kind befindet. Auch der junge Vater steht unter dem Druck, die neuen Anforderungen in der Triade mit einem Baby zu meistern und mit der sich verändernden Beziehung zu seiner Partnerin umzugehen und dabei seine männliche Identität aufrechtzuerhalten. Auch er bräuchte in seiner »Vaterschaftskonstellation« Unterstützung, möchte vielleicht von den Erfahrungen seines eigenen Vaters profitieren.

Gleichzeitig werden jedoch, wenn man die eigenen Eltern zu Großeltern macht, auch alte, ungelöste Konflikte mit ihnen reaktiviert, die sich in einer Konkurrenz der verschiedenen Beteiligten um das Baby manifestieren können. Vor allem die Geburt des ersten Kindes intensiviert meist auch die realen Beziehungen zu den eigenen Eltern, teils aus praktischen Gründen der Kinderbetreuung, teils weil die werdenden Eltern auf die Erfahrungen ihrer Eltern mit dieser neuen Lebensphase zurückgreifen möchten. Die Grenzen zwischen den Generationen werden aufgeweicht und müssen neu gezogen werden, was auch die Chance bietet, für alte Konflikte neue Lösungen zu finden.

Die Triangulierung der elterlichen Beziehung durch das Baby

Die Geburt des ersten Kindes erweitert die Zweierbeziehung der Eltern auf Dauer zu einer Dreiergruppe. Für die neue Triade gelten all die Mechanismen, die Georg Simmel als Soziologe 1908 für Dreiergruppen beschrieb, also zur gleichen Zeit, als Freud das ödipale Dreieck erforschte: Jeder im Dreieck ist von Konkurrenz und Ausschluss bedroht und entwickelt selbst Fantasien, sich mit einem anderen zu einer Dyade zusammenzutun und den Dritten auszuschließen. Eine Dreiergruppe weist gegenüber einer Zweiergruppe eine neue Qualität auf: Zerfällt die Zweiergruppe, wenn ein Mitglied ausscheidet, so kann die Gruppe ab drei Mitgliedern nach dem Verlust eines Mitglieds weiterexistieren und sich auch durch die Aufnahme neuer Mitglieder wieder ergänzen. Die Paarbeziehung ist nach dem Weggang eines Partners zu Ende, doch die Familie kann weiterexistieren und sich in Stief- oder Fortsetzungsfamilien reorganisieren.

Auch wenn die Paardyade zerfällt, bleiben die Eltern über das Kind triadisch verbunden und sind weiterhin das Elternpaar. Deshalb kann das Kind auch eine überhöhte Bedeutung als überdauernder »erinnernder Spiegel affektiven Gelingens« (Allert, 1998, S. 251) für die Eltern bekommen; das Kind als Dritter ist der Zeuge, in dem die vergängliche Beziehung der Eltern über deren eigene Existenz hinaus aufgehoben werden kann.

Das Kind wirkt auf die Partnerschaft »verbindend und trennend zugleich. Verbindend durch die gemeinsame Aufgabe des Umsorgens und Beschützens. Trennend, indem sich die Partner in ihren persönlichen Bedürfnissen zurücknehmen und die Liebe und Aufmerksamkeit des anderen mit dem Kind teilen müssen« (Frevert et al., 1996, S. 172). In der neuen Triade mit dem Kind ist alles komplexer. Bedürfnisse, Wünsche und Fantasien von drei Personen müssen aufeinander abgestimmt werden, die triadische Kompetenz der jungen Eltern ist stärker gefordert als in der Paarbeziehung zuvor, um die unvermeidlichen »Triangulierungskonflikte« (Schon, 1995, S. 114) zu lösen, die der Übergang zur Elternschaft mit sich bringt.

Die Herausforderung für die Eltern besteht nun darin, diese Erweiterung zur Triade zu meistern und zugleich ihre Paardyade, wie sie vor der Geburt bestand, zu rekonstruieren. Die Intimität und das Sexualleben des Paares werden durch das Kind erheblich beeinträchtigt; in dieser Hinsicht wird es als störender Dritter erlebt, bis es dem Paar im Lauf der Zeit gelingt, das Kind aus dem Zentrum der Familie so weit in die exzentrische Position eines Dritten zu rücken, dass sie gegen das Kind für sich einen Raum dyadischer Intimität abgrenzen können.

Die Beziehungsentwicklung zwischen Mutter und Säugling wird begünstigt, wenn sich die Mutter auf den Vater als Dritten beziehen kann, der die Mutter-Kind-Beziehung fördert und schützt, die Mutter unterstützt und in ihrer Mütterlichkeit anerkennt, und an die Stelle der Mutter tritt, wenn diese krank oder erschöpft ist. So ist die Beziehung der Mutter zum Kind eingebettet in ihre Beziehung zum Vater.

Dies kann ein Gegengewicht zu den dyadischen Ängsten der Mutter in der Beziehung mit dem für sie ja auch noch neuen Partner Baby darstellen, denn die Mutter sorgt sich, ob sie als Mutter genügen oder ob das Kind sie überfordern und vielleicht aussaugen wird. Kann sie sich auf den Vater als Dritten stützen, ist sie nicht allein mit dem Kind. Die emotionale Präsenz des Vaters kann auch ihre Ängste um die Beziehung zu ihm mildern, die der Sorge entspringen, dass sie für ihn als Frau und Partnerin nicht mehr attraktiv sein und er sich von ihr abwenden könnte.

Typische Ängste des jungen Vaters kreisen darum, ob er in der Lage sein wird, eine Beziehung zum Baby herzustellen, oder ob er aus der Mutter-Kind-Dyade ausgeschlossen und von der Mutter wegen seines Unvermögens als Vater abgelehnt werden könnte. Die Angst der Väter, in der Mutter-Kind-Dyade keinen Platz zu finden, erscheint umso begründeter, als sie selbst als Kinder ebenfalls ihren Alltag mehrheitlich mit ihrer Mutter verbrachten und nicht mit dem Vater. Aus der Sicht der jungen Väter scheint die Frau den Zugang zum Kind zu kontrollieren und die Macht zu haben, dem Vater eine Beziehung zum Kind zu ermöglichen oder aber ihm diese vorzuenthalten. Dies provoziert Neid und Eifersucht.

Auch die Mutter muss zulassen und fördern, dass sich das Kind dem Vater zuwendet, und aushalten, dass sie vorübergehend die Ausgeschlossene sein kann. Der Vater muss sich sowohl aktiv um das Kind bemühen als auch immer wieder die Mutter dazu

»verführen«, aus ihrem dyadischen Modus der primären Mütterlichkeit (Winnicott, 1956) oder der Mutterschaftskonstellation (Stern, 1995) mit dem Kind herauszutreten, um sich dem Vater als Partner im Modus der Erwachsenenbeziehung zuzuwenden, was die vorübergehende Abwendung vom Kind impliziert. Dies ermöglicht es der Mutter, sich nicht ausschließlich als Mutter zu erleben. Wenn sich die Eltern um die »Wiederbelebung der sinnlich-sexuellen Beziehung« (Garstick, 2013) zwischen ihnen kümmern, ist dies deshalb auch eine Investition in die Entwicklung der Triangulierungsfähigkeit ihres Kindes.

In der durch das Kind entstandenen Triade ist jeder Elternteil Beobachter des Umgangs des anderen Elternteils mit dem Kind. Wenn man sieht, wie sich der Partner als Vater oder Mutter gegenüber dem Kind verhält, verändert dies das Bild vom Partner oft erheblich, umso mehr, als er als Elternteil und Erzieher des eigenen Kindes auch Ansprüchen genügen soll, die bisher keine Rolle spielten. Dieser Aspekt der Triangulierung der Paarbeziehung durch das Kind fördert Anteile der Persönlichkeit des Partners zutage, die vorher latent blieben oder über die großzügig hinweggesehen werden konnte. Das stellt die Paarbeziehung auf den Prüfstand und führt auch zu Trennungen, wenn die Divergenzen in den Vorstellungen in Bezug auf Erziehung und Rollengestaltung bzw. -verteilung nicht überbrückt werden können.

Kindheit

Früheste triadische Kompetenzen

Entgegen früherer Vorstellungen von einer ersten autistischen Lebensphase, wie sie auch Margaret Mahler noch vertrat, hat die neuere empirische Säuglingsforschung gezeigt, dass ein Säugling schon ganz früh beziehungsorientiert ist und im Alter von wenigen Wochen bereits zu mehr als nur einer Bezugsperson deutlich voneinander unterscheidbare Beziehungsmuster entwickeln kann. Er kann Interaktionen mit der Mutter und mit dem Vater unterscheiden, ja, es gibt sogar Anzeichen dafür, dass er auch die beiden Personen in der Interaktion miteinander wahrnehmen kann und versucht, Interaktionen zu dritt zu initiieren (Fivaz-Depeursinge & Corboz-Warnery, 1999; Klitzing, 2002).

Doch solche kurzen triadischen Sequenzen zerfallen rasch wieder in weniger komplexe und leichter aufrechtzuerhaltende dyadische, die Stimulation durch das triadische Erleben wird im Rückzug auf das dyadische verarbeitet. Ob ein Säugling die triadische Kompetenz schon so früh zeigt, hängt natürlich davon ab, ob seine Umwelt entsprechende triadische Beziehungssituationen anbietet, was eher nicht geschieht, sobald man unter dem Paradigma rein symbiotischer Bedürfnisse davon ausgeht, dass das Kind an komplexeren Interaktionen kein Interesse hätte, dazu nicht in der Lage wäre oder überfordert würde.

Andererseits können Babys schon in den ersten sechs Monaten mit Eifersucht reagieren, wenn die Mutter sich einem anderen Baby, nicht jedoch, wenn sie sich einem erwachsenen Dritten zuwendet. Dies kann man als Bestreben des Säuglings interpretieren, die Dyade mit seiner Mutter gegen eine Triade mit einem anderen Baby zu verteidigen (Wurmser, 2006, sich auf Untersuchungen von Hart et al., 2004 beziehend).

Die Verfügbarkeit eines erwachsenen Dritten ist in vielerlei Hinsicht als Rahmung der frühen symbiotischen und dyadischen Bindungs- und Beziehungserfahrungen unspezifisch hilfreich. Inwiefern jedoch die triadische Kompetenz des Kindes in den ersten Lebensmonaten bereits in jenem Sinn eine Rolle spielt, dass der Dritte vom Kind selbst *als Dritter* erlebt und genutzt werden kann, ist aufgrund der methodologischen Probleme der vorliegenden Untersuchungen noch unklar, wie Wilfried Datler und Mitarbeiter darlegen (2008).

Das Übergangsobjekt und der Übergangsraum

In der zweiten Hälfte des ersten Lebensjahres erschafft sich das Kind mit dem von Donald W. Winnicott (1953) beschriebenen *Übergangsobjekt* eine Möglichkeit, um die durch die vorübergehenden Abwesenheiten der Mutter entstehende Leere zu überbrücken, indem es in einem kreativen Akt einen Gegenstand zu einem Ersatz für die Mutter erhebt. Bei diesem Dritten, das aufgrund der Abwesenheit der Mutter aus der noch sehr ungetrennten

Beziehung entsteht, handelt es sich um den Vorläufer eines Symbols, Vorläufer deshalb, weil es noch an einen materiellen, auf die Mutter bezogenen Träger gebunden ist. Das Übergangsobjekt ist das erste von vielen verschiedenen Dingen, Vorstellungen oder Beschäftigungen, die der Mensch im weiteren Leben benutzen wird, um die durch die Abwesenheit der (menschlichen) Objekte entstehende Leere mit Struktur zu füllen.

Analog zum Übergangsobjekt entwickelt sich der *Übergangsraum* als eine dritte Sphäre zwischen innerer und äußerer Welt, ein Raum der Illusionen und Fantasien, in dem der Mensch von den Beziehungserfahrungen mit den Objekten abgeleitetes Symbolisches dazu benutzen kann, kreative Lösungen für bedrängende Erfahrungen aus beiden Welten, der inneren wie der äußeren, zu finden. Auch im Übergangs- oder Möglichkeitsraum der Psychotherapie werden Erfahrungen der Abwesenheit und des Mangels überwindbar, indem im intersubjektiven Austausch Neues, Drittes generiert wird.

Einführung der Symbole – die semiotische Triangulierung

So, wie das Übergangsobjekt aus der Beziehung zur Mutter heraus, aber auch nur dank ihrer vorübergehenden Abwesenheit entsteht, haben auch alle späteren Symbole ihren Ursprung in Beziehungen und dienen, wie die Affekte, der Regulation dieser Beziehungen. Geht es in den ersten Lebenswochen vor allem darum, dass die Bezugsperson in der Funktion eines homöostatischen Regulators die Bedürfnisse des Babys erkennt und zeitnah befriedigt, beginnt sich das Baby ab dem dritten Monat zunehmend für Neues zu interessieren. Die Bezugspersonen nutzen diese Offenheit des Babys für Neues und bringen durch eine Veränderung ihrer bisherigen, auf Spannungsreduktion abzielenden Spiegelungen auch nicht kontingente, vom vertrauten Muster abweichende Reaktionen in die Interaktionen ein.

In der manierierten Babysprache des Erwachsenen stellen die typischen übertriebenen Spiegelungen »Markierungen« dar, anhand derer das Kind den Unterschied zwischen seinem eigenen Affekt und dem des Erwachsenen erkennen kann. Dies ist wichtig, damit das Kind wahrzunehmen lernt, dass der Erwachsene nicht projektiv-identifikatorisch angesteckt die gleichen bedrohlichen und unmodulierten Affekte empfindet wie das Kind selbst und diesen nicht ausgeliefert ist, sondern mit ihnen spielen und sie bewältigen kann.

Die triadische Grundstruktur dieses Geschehens wird in folgendem Beispiel von Christel Böhme-Bloem (2002, S. 380) deutlich:

> Das zehn Monate alte Kind schiebt einen Bauklotz herum. Die Mutter kommentiert mit dem lang gezogenen Laut »Uuuh« das Tun des Kindes und zeigt damit, dass sie seinen affektiven Zustand der Anstrengung wahrnimmt. Ihr lautlicher Kommentar führt »eine Differenz in das Geschehen« ein, die dem Tun und Erleben des Kindes eine Bedeutung gibt. Über den von der Mutter geäußerten Laut verbindet das Kind nun sich, die Mutter und sein Tun zu einer »semiotischen Triade«. Vielleicht schaut das Kind nun sogar zwischen der Mutter und dem Bauklotz hin und her und versucht den Laut »Uuuh« nachzuahmen. Dank der »Lust der Mutter am transmodalen Verändern«, ihrem Impuls, den neuen Modus der Kommunikation über Symbole einzuführen, ist »aus der zweidimensionalen Bezogenheit […] durch das Tertium des Andersartigen ein Dreieck geworden« (ebd.).

Ab dem neunten Monat ist das Kind fähig, die Laute, die die Eltern in ihren affektiven Austausch einführen, zu Symbolen weiterzuentwickeln. Genügt es beim Übergangsobjekt, dass es für das Kind subjektiv als ein solches fungiert, so müssen Symbole, die für die Kommunikation mit Dritten tauglich sein sollen, objektivierbar sein, also dem allgemein anerkannten Symbolsystem der Kultur entnommen werden. Jedes Symbol steht nicht nur in dem triadischen Verhältnis *Subjekt – Symbolisiertes – Symbol*, sondern muss darüber hinaus auf ein Viertes bezogen sein, ein mit anderen Personen, mit denen der Mensch kommunizieren will, geteiltes Symbol*system*. Die Eltern und andere Bezugspersonen entnehmen dem objektiv gegebenen Symbolsystem der Kultur die Symbole und führen deshalb mit diesen Elementen der Außenwelt auch etwas Fremdes in ihre Beziehung mit dem Kind ein.

In den Privatsprachen, die Kinder manchmal entwickeln, bleibt die triadische Funktion des Symbols gewahrt, weil das Symbol als ein Drittes für das Subjekt auf das Symbolisierte verweist, obwohl der Bezug zum kulturell geteilten Sprachgebrauch als Viertem fehlt. In der autistischen oder psychotischen Sprachverwendung geschieht das Umgekehrte; während scheinbar der Bezug zum Symbolsystem der Kultur gewahrt bleibt, fällt die Differenz zwischen dem Symbol und dem Symbolisierten weg, für das Subjekt ist plötzlich das Symbol die Sache selbst: Die Banane sieht nicht *wie* ein Penis aus, sondern *ist* ein Penis, der gegenübersitzende ältere Fahrgast kommt dem Schizophrenen nicht nur *wie* ein Vater vor, sondern *ist* der Vater.

Die Symbole und das Denken sind also nicht autonome Erfindungen des Kindes, sondern werden von außen an das Kind herangeführt; deshalb kann Wilfred R. Bion sagen, dass das Denken »eine Entwicklung ist, die sich der Psyche unter dem Druck der Gedanken aufdrängt, und nicht umgekehrt« (1962, S. 226). Die Symbole und Gedanken, die die Bezugsperson als ein Drittes in die Beziehung zum Kind einführt, dienen nicht nur der Verarbeitung von affektivem Erleben im Prozess des Containments, in dem die Mutter dem Kind hilft, Affekte und Fantasien, die das Kind zunächst überfordern, zu entgiften und zu verdauen, sondern die Gedanken der Bezugspersonen selbst sind Erfahrungen, die das Denken des Kindes anstoßen: »das Denken muß entstehen, um die Gedanken zu bewältigen« (ebd.). In der semiotischen Triade *Kind – Bezugsperson – Zeichen* sind also nicht nur das Kind und die Bezugsperson, sondern auch die Symbole und Gedanken dynamische Wirkfaktoren.

Auch das Kind benutzt Symbole, um Differenzen zu schaffen, exemplarisch mit dem Wörtchen »Nein«, mit dem es immer wieder die zentrale kategoriale Unterscheidung zwischen Selbst und Objekt erschaffen und nebenbei auch noch eine enorme Macht ausüben kann. Entsprechend stolz und lustvoll schiebt es in der analen Phase dieses »Nein« als ein mächtiges Drittes zwischen das Selbst und das Objekt. Und es benutzt die Symbole, um sich von der Anwesenheit der Objekte unabhängig zu machen, weil es diese mithilfe der Symbole in seiner inneren Welt repräsentieren und dadurch präsent halten kann.

Das Symbol bringt Autonomie, beinhaltet aber auch die Erfahrung einer Differenz, und jede Differenzerfahrung erzeugt den Wunsch, die Differenz zu schließen und den Mangel aufzuheben.

Das Symbol kann auf eine Befriedigung nur *verweisen*, die Befriedigung selbst jedoch nicht *verschaffen*. Die Anerkennung des Symbols setzt deshalb voraus, dass die Distanz zum Symbolisierten und der damit verbundene Verlust an Unmittelbarkeit und Übereinstimmung ausgehalten werden können. Weil das Symbol wie das Übergangsobjekt nur dann entsteht, wenn die Sache, auf die es verweist, nicht unmittelbar verfügbar ist, kann Lacan pointiert formulieren: »Das Symbol stellt sich so zunächst als Mord der Sache dar, und dieser Tod konstituiert im Subjekt die Verewigung seines Begehrens« (Lacan, 1953, S. 166).

Dieses Erleben der Nichtübereinstimmung wird den Menschen, dieses »animal symbolicum« (Cassirer, 1944, S. 51), lebenslang als Grunderleben der Ur-Entfremdung begleiten und die ewige Suche nach einer umfassenden Befriedigung, die diese Differenzspannung aufheben könnte, nähren, die Suche nach dem verlorenen Urbild, wie Freud meinte. Zwar ist in ekstatischen Zuständen, im Rausch, beim Sex oder in mystischen Erfahrungen ein Anhauch eines ursprünglichen »allumfassenden Gefühls« (Freud, 1930a, S. 425) der völligen Entgrenzung und Verschmelzung zu erleben, doch ein weiter gehendes »Verlangen nach totaler Befriedigung in der Verschmelzung mit dem Realen geht mit der Verleugnung der symbolischen Ordnung einher und bewegt sich in einem imaginären, omnipotenten Universum« (Rohde-Dachser, 2012, S. 93) und würde damit zum Tod des Symbolischen und damit des Psychischen selbst führen.

Differenzen anzuerkennen und in einem triangulären Sinn offen- und auszuhalten ist eine der zentralen Fähigkeiten und Herausforderungen des Menschen. Eine Voraussetzung dafür stellt die Fähigkeit dar, die schon beschriebene depressive Position einzunehmen. Die paranoid-schizoide Position wird in Situationen von Durchsetzung, Selbstbehauptung und Kampf aktiviert, die depressive dagegen, wenn es darum geht, Verbindungen herzustellen, sich in andere einzufühlen, zu denken.

Nur von der depressiven Position aus können auch die drei von Roger Money-Kyrle (1971) als »facts of life« beschriebenen Grundtatsachen des Lebens anerkannt werden: Man ist *erstens* auf ein gutes Objekt angewiesen und muss etwas dafür tun, dieses zu bewahren; *zweitens* ist man von der ödipalen Zweiersituation der Eltern ausgeschlossen und *drittens* ist das Leben endlich.

Jedem Dritten und jeder triangulierten Situation gegenüber ist der Mensch schlussendlich deshalb ambivalent, weil er zwar weiß, dass das Dritte für die Existenz des eigenen Selbst überlebensnotwendig ist, es aber zugleich auch ein »Repräsentant des Bruches von Ungeschiedenheit« (Seidler, 1994, S. 17) darstellt.

Die psychosomatische Triangulierung

Zu Beginn des Lebens erfährt das Kind sich und seinen Körper noch nicht als von der Mutter getrennt, denn diese ist noch für die Regulierung *aller* seiner Bedürfnisse zuständig. In einem zuerst von Peter Kutter als »psychosomatische Triangulierung« bezeichneten Differenzierungsprozess kann sich dann die Regulierung der körperlichen Bedürfnisse des Kindes durch die Mutter zu einem triadischen Verhältnis entwickeln: »Körper, Objekt und Selbst stehen zueinander in einer triangulären Beziehung. Das ist aber nicht von Anfang an so der Fall. Zunächst gehört unser Körper der Mutter. Sie hat ihn während der Schwangerschaft im Bauch, aber auch nach der Geburt entscheidet sie über Wohl und Wehe des noch nicht zu sich selbst gekommenen kleinen Wesens« (Kutter, 2001, S. 145f.).

Im Lauf der Zeit wird das Kind dann seinen Körper immer mehr als von dem der Mutter getrennt und als seinen eigenen Körper erleben. Dies erfordert von der Mutter, dass sie ihrem Kind Schritt für Schritt die Zuständigkeit für seinen Körper überlassen können muss. Bleibt die Trennung der Körperrepräsentanz des Kindes von der Repräsentanz der Mutter unvollständig, so verbleiben »Körper-Affekt-Kerne« (Plassmann, 1989, S. 150) des Kindes in mit der Mutter geteilten symbiotischen Bereichen oder »Organwelten«, die in psychosomatischen Störungen zum Ausdruck kommen können.

Die psychosomatische Triangulierung kann unter anderem auf folgende Arten scheitern:

Erstens: Die Bezugsperson ist nicht in der Lage, feinfühlig auf die Affektäußerungen des Kindes einzugehen und dessen Bedürfnisse zu regulieren. Hier fehlt die gelingende triangulierende Erfahrung des Kindes mit seinem Körper in der Beziehung zur Mutter, das Kind zieht sich aus der Beziehung zur Mutter auf seinen eigenen Körper zurück, »nimmt seinen Körper selbst zum Objekt und geht mit diesem eine pathologische symbiotische Beziehung ein« (Kutter, 2001, S. 148). Die Affekte bleiben im Körper gestaut und können nur somatisch in Form von Schreien, Weinen, Strampeln, Erbrechen, später in Form von vielfältigem körperlichem Symptomverhalten abreagiert werden.

Zweitens kann die psychosomatische Triangulierung auch misslingen, wenn die Mutter zu viel emotionale Präsenz zeigt, übermäßige Kontrolle ausübt, immer besser über die körperlichen Bedürfnisse ihres Kindes Bescheid zu wissen meint als das Kind selber, etwa ob es Hunger hat, müde ist oder friert. Die Mutter wird Körperregionen oder -funktionen, mit denen sie selbst Probleme hat, auch bei ihrem Kind zu viel oder zu wenig Aufmerksamkeit widmen, sie über- oder unterstimulieren. Hat oder hatte die Mutter eine Essstörung, wird sie dem Essverhalten des Kindes besondere Aufmerksamkeit schenken oder das Kind in der Entwicklung autonomer Hunger- und Sättigungsgefühle stören; hat sie Verdauungsprobleme, kümmert sie sich besonders um die Verdauung des Kindes, hat sie Asthma, dann um die Atmung. Diese Körperbereiche bleiben in der Folge als Organwelten mit der Mutter verbunden. Mit ihnen wird ein Stück der Mutter ins Körper-Selbst des Kindes aufgenommen. Mutter und Kind können den Körper des Kindes dann wie »ein Körper für zwei« (McDougall, 1991, S. 157ff.) erleben.

Ein Kind oder Jugendlicher kann auch später regressiv den Modus des untriangulierten »Körpers für zwei« benutzen, um sich über bestimmte Symptome oder Krankheiten eines Elternteils mit diesem zu identifizieren. Die psychosomatische Triangulierung ist bei Kindern und Jugendlichen mit chronischen körperlichen Erkrankungen erschwert, da diese die elterliche Zuständigkeit für den Körper verlängern und Eltern wie Kinder viel Angst davor haben, die Verantwortung für die nötigen Kontrollen und Behandlungen dem Kind zu übergeben.

Eine zweite Zuspitzung findet die Dynamik der psychosomatischen Triangulierung in der Adoleszenz, wenn es darum geht, dass die Jugendlichen wirklich die ganze Verantwortung für ihren Körper von den Eltern übernehmen können, weshalb ich hier von einer zweiten psychosomatischen Triangulierung spreche. Die Situation, in der sich Kind und Mutter gleichermaßen auf den

Körper des Kindes beziehen, stellt also nur ein Durchgangsstadium auf dem Weg der vollständigen Aneignung des Körpers durch das Kind dar, mit der die dann neu geschaffene Dyade *Kind – Körper des Kindes* gegen die Mutter abgegrenzt wird.

Von einer dritten psychosomatischen Triangulierung kann man am Ende des Lebens sprechen, wenn im Altern und Sterben die Kontrolle über den Körper schrittweise wieder aufgegeben werden muss.

Der Begriff der psychosomatischen Triangulierung ist insofern missverständlich, als er zwei gegensätzliche Phänomene bezeichnet: einen normalen Entwicklungsschritt und zugleich ein Element der psychosomatischen Symptombildung. Man könnte deshalb vorziehen, den gesunden Entwicklungsschritt als somatopsychische Triangulierung zu benennen und davon die psychosomatische Triangulierung als pathologische Variante zu unterscheiden. Dies wäre umso berechtigter, als es in der Mutter-Kind-Beziehung mit der Einführung von Benennungen ja auch um die psychische Symbolisierung zunächst rein somatischen Empfindens geht.

Da sich jedoch in jüngster Zeit der Begriff der psychosomatischen Triangulierung für diese Etappe im normalen Entwicklungsverlauf einzubürgern beginnt, wie etwa in der Überarbeitung der Operationalisierten Psychodynamischen Diagnostik im Kindes- und Jugendalter (OPD-KJ-2), verzichte ich darauf, für eine gesunde Entwicklung die Einführung des gleichwohl treffenderen Begriffs der somato-psychischen Triangulierung vorzuschlagen.

Die frühe Triangulierung – Beziehungsregulation mithilfe des Dritten

Zu Beginn des zweiten Lebensjahres hat das Kind Stehen und Laufen gelernt, es kann sich im Raum aufrichten und von den Bezugspersonen weg hinausstreben in die Welt, die voller aufregender neuer Dinge ist. Es entdeckt das »Nein«, mit dem es sich gegen die Bezugspersonen abgrenzt und im Sinne der psychosomatischen Triangulierung um die Kontrolle über seinen Körper und seine Ausscheidungsprodukte kämpft. Erste sprachliche

Laute zeigen, dass es nun die kognitive Fähigkeit entwickelt, mithilfe symbolischer Repräsentationen zu operieren (Piaget).

Doch das Hochgefühl von Autonomie und Freiheit, das das Kind in dieser »Übungssubphase« im mahlerschen Entwicklungsschema erlebt, wird alsbald wieder infrage gestellt, wenn das Kind mit dem nächsten kognitiven Reifungsschritt erkennt, dass es noch in vielerlei Hinsicht auf den Schutz der Mutter angewiesen ist. Diese realitätsgerechtere Einsicht ist gleichbedeutend mit einer Wiederannäherung an die Mutter und löst in der Mitte des zweiten Lebensjahres die »Wiederannäherungskrise« aus, in der sich das Kind gegen die jetzt drohende Wiederverschmelzung seines noch ungefestigten Selbst mit dem der Mutter aggressiv wehren muss.

In dieser bedrohlichen Situation einer Konfusion widerstrebender Tendenzen der Mutter gegenüber geschieht nun als entscheidend Neues, dass sich das Kind vermehrt an den Vater wendet. Es sieht, dass es eine Welt außerhalb der Welt der Mutter gibt, in die sich der Vater entfernt und aus der er zurückkehrt – ein Beispiel für Abgrenzung und Autonomie, mit dem sich das Kind identifiziert. Der Vater wird zum »rettenden« Dritten, weil das Kind dank ihm der nun als bedrohlich erlebten Nähe zur Mutter entkommt und dennoch zugleich über den Vater die Beziehung zur Mutter aufrechterhalten kann, wenn dieser als Teil des Elternpaares wahrgenommen wird.

Zusätzlich entlastet das Kind seine Beziehung zur Mutter, indem es einen Teil seiner Aggression in die Beziehung zum Vater verschiebt und dort neue Formen des Umgangs mit der Aggression kennenlernt. Die Beziehung des Kindes zum Vater sei weniger durch früheste archaische Affekte kontaminiert als die zur Mutter, meinte Ernest Abelin, deshalb könne das Kind die Aggression einfacher in der Beziehung zum Vater unter die Kontrolle seines Ichs bringen. Dadurch wird die Aggression des Kindes nicht schwächer, sondern strukturierter: »Die trianguläre Identifikation mit dem Vater verstärkt also die Aggression, aber sie bindet sie auch zugleich« (Abelin, 1986, S. 56). Und weil es im Vater eine zweite Bindungsperson hat, ist seine Wut gegenüber der Mutter und die von dieser befürchtete Gegenaggression nur halb so bedrohlich, denn selbst wenn das Kind seine Mutter verlöre, wäre immer noch der Vater da.

Doch gibt das Kind seiner Neigung, sich nun ausschließlich

dem Vater zuzuwenden, nicht nach, um die Mutter nicht zu verlieren. Damit gerät das Kind in einen Loyalitäts- oder Triangulierungskonflikt zwischen den Eltern. Die Angst vor Liebesverlust blockiert die Verwirklichung des Wunsches nach Ablösung und Selbstbestimmung und führt zu Schuldgefühlen (Ermann, 1995).

Abelin beschrieb vor dem Hintergrund seiner Zeit und der mahlerschen Individuationstheorie Konflikte in der exklusiv wichtigen Beziehung zur Mutter als *Ursache* und die Entdeckung des Vaters als *Schritt zur Lösung* des Triangulierungskonflikts. Für unsere Zeit, in der das Kind den Vater von Beginn an schon als Bezugsperson erleben kann, genügt die Annahme, dass das Kind in den Triangulierungskonflikt gerät, weil es nun nicht länger von der einen Dyade mit der Mutter in die andere mit dem Vater wechseln und diese getrennt repräsentieren kann, sondern die beiden dyadischen Beziehungen zu einer triadischen Ganzobjektbeziehung mit ambivalenten Besetzungen integrieren muss.

Michael Ermann (1995) datiert den Triangulierungskonflikt denn auch später als Abelin, nämlich erst im dritten Lebensjahr. Ist der Vater von Beginn an Teil der Umwelt des Kindes, was zu Mahlers und Abelins Zeiten anders war, so sind die Ängste der Wiederannäherung an die Mutter sicher weniger bedrohlich und der Vater muss nicht als Objekt neu entdeckt, sondern kann in seiner triangulierenden Funktion mehr genutzt werden. Je mehr sich Mutter und Vater die Kinderbetreuung von Anfang an teilen, desto mehr sind Abgrenzungs- und Triangulierungskonflikte auch mit dem Vater möglich, in denen dann die Mutter die Rolle der hilfreichen Dritten übernimmt und hilft, die Selbst-Objekt-Differenzierung zu erhalten.

Zentral ist, dass das Kind nun die Beziehung zwischen den Eltern wahrnimmt. Auf dem Arm des Vaters befindet sich das Kind in einer »exzentrischen Position« (Buchholz, 1993, S. 125), aus der heraus es vom Vater zur Mutter und zurück schaut und eine neue Dimension der Welt entdeckt, nämlich die Beziehung zwischen den Eltern. Kann das Kind die Beziehung zwischen den Eltern anerkennen, weitet sich sein Beziehungsraum zu jenem »triangulären Raum« Ronald Brittons, der dadurch konstituiert wird, dass das Kind nicht nur die Dyaden wahrnimmt, in denen es selbst vorkommt, sondern auch die Dyade zwischen den Eltern, der es als Beobachter gegenübersteht.

Dies eröffnet einen »Raum außerhalb des Selbst« (Britton, 1989, S. 99), welches nun genauso beobachtet und wahrgenommen werden kann, wie die Eltern in Beziehung zueinander beobachtet werden können. Das Kind kann nun beobachten und sich »vorstellen, beobachtet *zu werden*«. Die Anerkennung der autonomen Beziehung der beiden anderen im Dreieck bedeutet auch den Verlust der »Illusion einer Kontrolle über das Objekt« (Fonagy, 1998, S. 202) und begrenzt die Allmachtsvorstellungen des Kindes.

Das Kind identifiziert sich also nicht nur mit dem Vater als Drittem, sondern mit der Beziehung der Eltern mit all ihren Qualitäten und Konflikten. Das Kind kann Unterschiede zwischen Mutter und Vater wahrnehmen und zieht daraus den Schluss, dass es auch zwischen ihm und der Mutter oder ihm und dem Vater Unterschiede geben muss. Der Vater sollte als »Kontrastrepräsentanz eines dritten Objekts« (Rotmann, 1978, S. 1127) deutlich von der Mutter unterscheidbar sein, was heute die Väterforschung als »distinktive Funktionen« des Vaters oder als typisch väterlichen Interaktionsstil beschreibt. Hat der eine Elternteil, im traditionellen Rollenverständnis die Mutter, eher die homöostatisch ausgleichende Funktion, so lernt das Kind mit dem anderen Elternteil den für Väter typischen Umgang mit Affekten, der auf die Intensivierung der Affektintensitäten angelegt ist. Dies zeigt sich deutlich im Spiel der Väter, in dem auf eine Sequenz der Beschleunigung und Erregung eine Phase des Herunterfahrens und Abbremsens folgt, worauf dann aufs Neue wieder »Gas gegeben« wird.

Weitere Unterschiede zwischen den typischen elterlichen Beziehungsangeboten sind neben diesem von James Herzog (1982) »Kamikaze Play« genannten väterlichen Spielverhalten, dass die Väter mehr die Selbstständigkeit und Autonomie des Kindes betonen, auf die Entwicklung von Fähigkeiten Wert legen und deutlicher die Geschlechtsunterschiede hervorheben. Väter lassen sich weniger als Mütter vom kindlichen Interesse leiten und verlangen auch dadurch dem Kind mehr eigene Regulation seiner Emotionen ab.

Der Vater ist anders als in den Familien der 1950er Jahre heute natürlich in der Regel schon früher präsent, kann aber nur dann vom Kind als Vater mit distinktiven, von der Mutter unterschiedenen Verhaltensmustern und als triangulierender Dritter genutzt werden, wenn die Mutter dies zulässt und fördert.

Es ist nicht notwendig, aber aus verschiedenen Gründen am einfachsten, wenn der biologische Vater oder der Partner der Mutter die Rolle des triangulierenden Dritten besetzt: Er ist mit Mutter und Kind eng verbunden und wird auch dann nicht so schnell aus deren Leben verschwinden, wenn es Konflikte gibt. Er steht mit der Mutter in einer Beziehung, von der das Kind teilweise ausgeschlossen ist, und kann die Aufmerksamkeit der Mutter vom Kind weg auf sich lenken. Im Sinne der Kontrastrepräsentanz ist der Vater als Mann eindeutig von der Mutter als Frau zu unterscheiden und stellt zusammen mit der Mutter die kulturelle Grundfigur Vater-Mutter in ihrer typischen Form dar, obwohl sie »nicht unbedingt von ›biologischen‹ Vätern und Müttern oder überhaupt von Männern und Frauen verkörpert« werden muss (Benjamin, 1988, S. 103).

Unerlässlich für die gesunde Entwicklung des Kindes und den Aufbau der »strukturalen Triade« (Lang, 1999) in der inneren Welt des Kindes ist es jedoch, dass die Mutter anerkennt und auch psychisch dem Kind repräsentiert, dass es neben ihr bedeutungsvolle Dritte für das Kind gibt, die die Beziehung zwischen ihr und dem Kind beeinflussen und relativieren dürfen, und dass die Beziehung zwischen Mutter und Kind eingebettet ist in eine triadische Grundstruktur gemäß der symbolischen Ordnung der umgebenden Kultur.

Steht keine reale väterliche Person als potenzieller Dritter zur Verfügung, so kann die Mutter sich in der Beziehung mit dem Kind auf ihre eigenen inneren Dritten und – hoffentlich positiven – Bilder und Erfahrungen mit männlichen Bezugspersonen beziehen und dem Kind so eine Matrix der frühen Triangulierung vermitteln, die es zu einem späteren Zeitpunkt mit realen männlichen Bezugspersonen mit konkreten Interaktionserfahrungen auffüllen kann. Die Mutter kann den abwesenden Vater präsent halten, indem sie ihn symbolisch repräsentiert, erzählt, wo er gerade ist, was er bei der Arbeit macht. Auf diese Art können auch alleinerziehende Mütter eine »substituierende Triangulierungsfunktion« (Mertens, 1992, S. 34) ausüben.

Damit die frühe Triangulierung gelingt, müssen alle drei Beteiligten aktiv etwas beitragen:

Das *Kind* muss sich neugierig dem Dritten zuwenden können, auf der Grundlage einer guten Bindung exploratives Verhalten entwickeln können und, eher triebtheoretisch formuliert, angetrieben von der Suche nach einer komplexeren Lust die bisherige Befriedigung in der Dyade partiell aufgeben.

Der *Vater* muss sich sowohl aktiv um das Kind bemühen als auch um seine Beziehung zur Mutter, zugleich muss er auch unterstützen und aushalten können, dass sich die Mutter immer wieder dem Kind zuwendet und er aus der Mutter-Kind-Dyade ausgeschlossen ist.

Die *Mutter* muss sich ebenfalls zwischen der Dyade mit dem Kind und der mit dem Vater hin und her bewegen können und die Hinwendung des Kindes zum Vater fördern, ohne sich selbst ausgeschlossen zu fühlen.

War der Dritte nicht schon immer in der Erfahrungswelt des Kindes selbstverständlich in triadischen Interaktionen zugegen, sondern tritt erst in der Wiederannäherungsphase zur Mutter-Kind-Dyade hinzu, so wird er nun nicht einfach als entwicklungsfördernde Neuentdeckung freudig begrüßt, sondern kann im Gegenteil auch als Eindringling in die Dyade empfunden werden, als Bedrohung, gegen den sich die beiden in der Dyade zusammenschließen können. In therapeutischen Prozessen steht oft dem Wunsch nach einem Dritten der Wunsch, diesen als Störenden fernzuhalten, gegenüber.

Wie bei der depressiven Position handelt es sich auch bei der frühen Triangulierung nicht um einen einmal zu erreichenden oder absolvierenden Entwicklungsschritt, sondern um eine Position, eine psychische Struktur, die eingenommen, aber vorübergehend auch wieder verlassen werden kann. Der Schritt von der paranoid-schizoiden zur depressiven Position besteht darin, dass das Objekt nicht mehr zur Bewältigung von Frustration, Aggression und Angst vor Selbst- und Objektverlust in gute und böse Teilobjekte aufgespalten, sondern als Ganzobjekt mit ambivalenten Eigenschaften besetzt wird. Die frühe Triangulierung führt hingegen dahin, dass Frustration, Aggression und Angst vor Selbst- und Objektverlust nicht nur durch Verschiebung von dem einen auf das andere Objekt bewältigt werden, sondern dass die beiden Objekte in ihrer Beziehung zueinander wahrgenommen werden können.

»Das Ergebnis des vollständig gelungenen Triangulationsprozesses sind ambivalente, das heißt positive und negative Aspekte integrierende Repräsentanzen von Mutter, Vater und dem eigenen Selbst sowie der reziproken Beziehungen zwischen allen Dreien« (Schon, 2014, S. 974). Diese können als klar voneinander unterschieden wahrgenommen werden. Sie erlauben es dem Kind, sich ohne Angst vor dem Verlust des einen Objekts dem anderen zuzuwenden. Mit der Struktur der frühen Triangulierung ist das Kind in der Lage, sich in sozialen Drei- und Mehrpersonensituationen zurechtzufinden und seine Autonomie zu wahren – es ist also reif für den Kindergarten.

Die ödipale Triangulierung und das Begehren

In der ödipalen Phase im vierten und fünften Lebensjahr werden die Beziehungen in der nun gut strukturierten Triade mit erotischen Wünschen und Rivalitätsgefühlen aufgeladen. Das Kind umwirbt auf der Grundlage seines erotisch-sexuellen Empfindens den einen Elternteil, möchte ihn für sich gewinnen, erobern und ihn für sich allein haben, was zugleich erfordert, mit dem anderen lustvoll zu rivalisieren und ihn als Dritten verdrängen und ausschließen zu wollen. Dafür ist die gelungene frühe Triangulierung mit der Internalisierung des Dritten die notwendige Basis, damit in der jetzt angestrebten dyadischen Nähe mit dem ödipal begehrten Objekt die Gefahr der symbiotischen Verschmelzung mit diesem nicht zu bedrohlich wird und die ödipale Rivalität mit dem Dritten nicht den Verlust des Dritten in seiner triangulierenden Funktion bedeutet.

Die ödipale Phase beginnt damit, dass das Kind zuerst einmal in der von Thomas H. Ogden beschriebenen »ödipalen Übergangsbeziehung« (1989, S. 111) probehalber seine neuen Triebregungen und Verliebtheitsgefühle in der Beziehung zur Mutter erlebt, und zwar ganz unabhängig vom Geschlecht des Kindes. In dieser ödipalen »Kostümprobe« (ebd., S. 122) wird die Mutter als »Umweltmutter« (Winnicott, 1963) benutzt, die sich dem Kind für seine Bedürfnisse zur Verfügung stellt; erst später wird sie dann als »Objektmutter« zum Ziel der ödipalen Triebregungen des Kindes.

In diesem ersten Schritt hin zur ödipalen Triade löst das Kind in der Mutter eine Resonanz auf sein aufkeimendes ödipal-libidinöses Begehren aus, weil die Mutter dank ihrer eigenen ödipalen Erfahrungen mit ihren Eltern und ihrer Beziehung zum Vater des Kindes weiß, wie sich Verliebtheit anfühlt und wie diese positiv und ermutigend beantwortet werden kann. Das Kind erlebt in der ödipalen Übergangsbeziehung genitale Verliebtheitsimpulse mit den männlichen oder weiblichen Objekten, die die Mutter in sich repräsentiert, aber noch nicht mit der Mutter als Liebesobjekt oder Rivalin selbst.

Im Falle des Mädchens kann die Mutter, sich auf ihre Erfahrungen mit Männern beziehend, in ihrer Fantasie auf die neuen Gefühlsregungen ihrer Tochter etwa so antworten: »Wenn ich ein Mann wäre, würde ich in dich verliebt sein, dich schön finden und würde sehr darauf aus sein, dich zu heiraten« (Ogden, 1989, S. 121). Auf diese Weise kann das Mädchen das Männliche auch in ihrer Mutter finden und sich in ihren genitalen Liebeswünschen angenommen und bestätigt fühlen.

Erst in einem zweiten Schritt setzt die Tochter dann ihren eigenen Vater an die Stelle des in der Mutter repräsentierten Männlichen und richtet ihre Liebesgefühle auf diesen. »Der Erfolg der frühen ödipalen Übergangsbeziehung bahnt den Weg für den mutigen Akt des kleinen Mädchens, sich das Verlieben in ihren wirklichen Vater zu gestatten« (ebd., S. 123). Dann wird auch die Mutter nicht mehr als ein Teil der Binnenwelt des Kindes, sondern als ein Objekt der Außenwelt wahrgenommen, mit dem das Mädchen nun um die Gunst des Vaters rivalisiert.

Kann die Mutter die ödipalen Wünsche der Tochter nicht positiv beantworten und ihre Rivalitätsgefühle nicht verständnisvoll begleiten, dann fühlt sich das Mädchen mit seinen ödipalen Gefühlen abgewiesen und ist nun allein darauf angewiesen, dass ihr Vater als ödipales Objekt zur Verfügung steht und die Verliebtheit der Tochter angemessen beantworten kann.

Auch der Sohn trifft in der ödipalen Übergangsbeziehung zur Mutter zunächst auf deren eigenen Vater in Form der Beziehungserfahrungen der Mutter mit ihrem Vater und ihrer Mutter. Verfügt die Mutter über positive Erfahrungen aus dieser Triade der Vergangenheit, dann kann sie auch in der Triade der Gegenwart die männlich-phallischen Wünsche des Sohnes ihr gegenüber positiv beantworten und ihn auch in der Idealisierung seines eigenen Vaters unterstützen, obwohl dieser in der ödipalen Konstellation zugleich sein Rivale ist. Denn paradoxerweise ist der Wunsch des Sohnes, bei der Mutter an die Stelle des Vaters zu treten, auch die logische Folge des Wunsches, so zu sein wie der Vater, also seiner Identifikation mit dem Vater.

Ist die ödipale Triebdynamik dann einmal als objektales Beziehungsgeschehen voneinander abgegrenzter Personen im Dreieck zwischen dem Kind und seinen Eltern angekommen, läuft es darauf hinaus, dass das Kind damit die Triade zu sprengen versucht, deren Herstellung die Leistung der frühen Triangulierung war. Es möchte den von ihm begehrten Elternteil mit niemandem teilen, sondern exklusiv dyadisch ganz für sich allein haben, also die Triade auf eine Dyade reduzieren. Doch je mehr dieser Wunsch erfüllbar erscheint, desto mehr wächst die Gefahr von Verschmelzung und Selbst-Verlust in der »siegreichen« Dyade.

In der negativ-ödipalen Haltung rivalisiert der Sohn mit der Mutter um die Liebe des Vaters; er nimmt diesem gegenüber in der Identifikation mit der Mutter eine feminine Haltung ein und hofft dadurch, später an der Männlichkeit des Vaters teilhaben zu können.

Das Mädchen übernimmt in der negativ-ödipalen Position die phallische Haltung des Vaters gegenüber der Mutter und rivalisiert mit diesem um die Zuneigung der Mutter. Dies bietet dem Mädchen den Gewinn, dass es damit seine dyadische Identifizierung mit dem Vater aus der präödipalen Zeit fortführen kann.

Für den Sohn wie für die Tochter stellt die in der präödipalen Entwicklung geschaffene Identifikation mit dem Väterlich-Männlichen das Gegengewicht zum regressiven Sog in die frühere symbiotische Beziehung zur Mutter dar.

In der ödipalen Triade kann das Kind ein angstfreies Verhältnis zu seinen genitalen Wünschen entwickeln, wenn es die Erfahrung machen kann, dass es diese in phallisch-narzisstischer Weise auf die Objekte seines Begehrens richten darf, die durch seine rivalisierenden Aggressionen hervorgerufenen Schuldgefühle aushaltbar sind und seine Beziehungen zu den Eltern durch seine Wünsche und Affekte nicht beschädigt werden. Dann kann es sich auch später von seinen erotischen Wünschen geleitet einem Objekt seines Begehrens zuwenden, ohne Angst vor dem Selbstverlust in der symbiotischen Verschmelzung und ohne Angst vor der enttäuschten Abwendung oder gar Strafe seiner wichtigen Objekte.

Besonders für das Mädchen ist die Erfahrung wichtig, dass ihre ödipale Hinwendung zum Vater und später als Erwachsene zu einem Mann nicht einen Verrat an der Mutter bedeutet, der mit dem Verlust der mütterlichen Zuwendung zu enden droht.

Am Ende der ödipalen Phase sieht sich das Kind in einem Dreieck, in dem es akzentuiertere Unterschiede zwischen ihm und den Eltern gibt. Jener Teil der Beziehung der Eltern, von dem es ausgeschlossen ist, hat nun neue Qualitäten angenommen, nämlich die einer den Erwachsenen vorbehaltenen genital-sexuellen Dyade mit der Fähigkeit zur Fortpflanzung, über die das Kind noch nicht verfügt. Damit wurden zugleich die Generationengrenze und das Inzesttabu, also Elemente der vierten Dimension der Kultur, in der Triade bestätigt und erneut verankert. Die sexuelle Dyade der Eltern, der gegenüber sich das Kind in der Position des ausgeschlossenen Dritten befindet, wird in seinen Augen zu einem ihm jetzt noch verwehrten Ort geheimnisvoller Lust und Wunscherfüllung, was seine Sehnsucht und Suche nach Möglichkeiten der Erfüllung dyadisch-symbiotischer Wünsche nährt.

Am Ende der ödipalen Phase ist auch die Geschlechtsidentität des Kindes klar konturiert. Die ödipale Phase endet damit, dass das Kind ob all dieser Erkenntnisse seine ödipalen Wünsche als vorerst unrealistisch aufgibt und verdrängt und in die Latenzphase eintritt. In der Adoleszenz tauchen die sexuellen Liebeswünsche wieder auf und müssen dann auf neue Objekte der außerfamiliären Welt verschoben werden; deshalb kann man sagen, dass die Bewältigung des Ödipuskomplexes eine »Progression in Richtung auf Sozialisation« (Lang, 2011, S. 164f.) erzeugt.

Vater und Mutter können den Entwicklungsprozess im ödipalen Dreieck ermöglichen und fördern, wenn sie die Fantasien der Verliebtheit, des Rivalisierens und des Bekämpfens wohlwollend wahrnehmen und annehmen können, was voraussetzt, dass sie sich selbst in ihrer Identität, ihrer Geschlechtsrolle und ihrer Paarbeziehung sicher fühlen. Ungelöste ödipale Konflikte des Vaters oder der Mutter werden in der neuen Triade mit dem Kind reaktiviert und führen dazu, dass elterliche Liebesbedürfnisse, Verlustängste, Kränkungserfahrungen die ödipalen Erfahrungsmöglichkeiten des Kindes belasten und verzerren. Schaden können sie dann dem Kind, wenn die Eltern dessen Verliebtheit oder die Konkurrenz aktiv anregen, verstärken, sie ausbeuten oder darauf selbst in einer Art verliebt oder rivalisierend reagieren, ganz so, als ob ihr Kind ein erwachsener Dritter wäre, und damit ihre eigenen ungelösten narzisstischen oder ödipalen Wünsche an das Kind herantragen. Dann prägen nicht die ödipalen Regungen des Kindes, sondern der Laioskomplex des Vaters oder der Elektrakomplex der Mutter das Geschehen in der ödipalen Triade.

In der frühen Triangulierung geht es um Autonomie und Abgrenzung, in der ödipalen Triangulierung darauf aufbauend darum, die eigenen Wünsche und das eigene Begehren in dyadischen Beziehungen einbringen zu können ohne Angst, den Dritten zu verlieren. Wer gegen die Verschmelzung in der Dyade kämpfen muss, weil er nicht dank genügend gut internalisierter Triangulierungen die Sicherheit hat, aus der Zweisamkeit wieder mit einem abgegrenzten Selbst heraustreten zu können, kann seine libidinösen Wünsche nicht verwirklichen. Solche Patienten erleben am Liebespartner elterliche Eigenschaften aus der präödipalen Zeit, die sie selbst damals vermisst hatten. Dies lässt nicht nur die Intimität in der Beziehung inzestuös gefährlich erscheinen, sondern beschwört auch die Gefahr der regressiven Auflösung des Selbst herauf. Mit dem Partner oder der Partnerin gibt es gute Gespräche, Verstehen und Verstandenwerden, Unterstützung, aber keine befriedigende sexuelle Intimität sowie ein böses Erwachen, wenn sich der Partner plötzlich, scheinbar ohne Vorzeichen, in jemand anderen »richtig« verliebt.

Triangulierende Geschwisterbeziehungen

Nicht nur die Eltern, auch andere Bezugspersonen wie Großeltern oder Geschwister können triangulierende Funktionen erfüllen. Das Einzelkind befindet sich sehr viel häufiger in dyadischen Interaktionen mit einem Elternteil und ist der einzige Adressat der narzisstischen und libidinösen Wünsche seiner Eltern. Manche Kinder, die keine Geschwister haben, erfinden sich welche in der Fantasie, was so weit gehen kann, dass für sie sogar am Tisch gedeckt werden muss.

Für das erstgeborene Kind bedeutet die Geburt eines Geschwisters die Relativierung seines Weltbildes, es rückt aus dem Mittelpunkt in eine exzentrische Position, muss lernen, zuzusehen, wie das kleine Geschwister die Aufmerksamkeit der Eltern bekommt und wie es für Dinge gelobt wird, die beim älteren Kind schon lange als selbstverständlich vorausgesetzt werden. Ältere Geschwister wiederum können wichtige elterliche Funktionen übernehmen, wenn die Eltern diese nicht erfüllen können, und auch in Konflikten mit den Eltern vermitteln. Auch der Übergang von der Familie in die außerfamiliäre Welt kann durch ein älteres Geschwister moderiert und erleichtert werden.

Übernimmt ein älteres Geschwister auf Dauer die Funktion eines fehlenden, kranken oder überforderten Elternteils und gerät dadurch in eine Vater- oder Mutterrolle, so wird diese Funktion zur *Verführung* und *Belastung* für das ältere Geschwister, nicht nur weil es viel Verantwortung übernehmen muss, sondern auch weil es in eine seinen eigenen Abgrenzungs- und Ablösungsbedürfnissen widersprechende Nähe zum anderen Elternteil gerät und, vor allem in der gegengeschlechtlichen Konstellation Sohn – Mutter oder Tochter – Vater als Partnerersatz in eine inzestuöse Nähe zum anderen Elternteil kommen kann.

Wenn Kinder sich selbst überlassen bleiben und ihre Beziehungen nicht durch Erwachsene trianguliert werden, weil die Eltern keinen Einfluss ausüben können oder wollen, kann eine Art gesetzloser Raum entstehen mit destruktivem Agieren oder symbiotischen Beziehungen zwischen den Geschwistern bis hin zu gefährlichen Körperverletzungen oder Geschwisterinzest.

> Ein junger Mann spricht immer wieder über die Übergriffe, die er als Kind durch seinen älteren Bruder erlitt. Diese seien zwar unrecht, aber eine wichtige Schule des Lebens gewesen und als solche möchte er sie nicht missen. Seinen Bruder, der immer noch einen Hang zu verstörenden Auftritten hat, liebe er über alles. Die abgespaltenen Affekte tauchen erst dann langsam auf, als er mehr über seine vergeblichen Versuche erzählt, die Eltern zu Hilfe zu holen. Diese wollten nicht gestört werden und auch nicht Partei ergreifen; ihre Devise sei gewesen, dass Kinder ihre Streitigkeiten selbst regeln sollen.

Der Wandel der Familie von der erweiterten Großfamilie mit drei oder mehr Generationen, zu der auch nicht verwandte Personen wie Hausangestellte oder Knechte gehörten, hin zur auf den Eltern-Kind-Kern reduzierten Kleinfamilie mit einem oder zwei Kindern hat die Zahl der potenziellen triangulierenden Dritten für das einzelne Kind erheblich reduziert. Der Trend zur Patchwork-Familie ändert daran wenig, weil die Rolle der neuen Partner oft so definiert wird, dass sie sich erzieherisch nicht einmischen sollen.

Ablösung und Bindung in der Adoleszenz

Angetrieben von den hormonellen Veränderungen der Pubertät, durchläuft der Jugendliche in der Adoleszenz eine tief greifende Umgestaltung seiner Beziehungen zu seinem Körper, seinen Bezugspersonen und der Welt als Ganzer. Seine Bilder von sich und der Welt werden infrage gestellt, lösen sich auf, eine neue Welt eröffnet sich mit neuen Herausforderungen und Fragen. Die in der Zeit der Latenz abgewehrten Triebwünsche regen sich wieder und müssen nun definitiv auf Objekte außerhalb der Familie gerichtet werden. Die Jugendlichen müssen ihre primären Beziehungen zu den Eltern durch solche jenseits der Familie ersetzen, eine Dynamik, die sie »aufgrund des Inzestverbots aus der verinnerlichten Urtriade hinauskatapultiert« (Schleske et al., 2002, S. 154).

Die Triangulierungsbewegung der Adoleszenz findet im Dreieck des Jugendlichen mit seinen Eltern und seiner Herkunftsfamilie auf der einen Seite und der außerfamiliären Kultur, vor allem vertreten durch die Gleichaltrigen, statt. Die Ablösung des Jugendlichen von seinen Eltern – bei der es sich im Normalfall eher um eine Lockerung der nun als zu eng erlebten Beziehungen handelt – im Dreieck *Jugendlicher – Eltern/Familie – Kultur* basiert auf der gleichen Dynamik wie die im Dreieck *Kind – Mutter – Vater* der frühen Triangulierung, nur dass nun anstelle der Mutter die Familie und anstelle des Vaters die außerfamiliäre Beziehungswelt des Jugendlichen steht. Der Jugendliche muss den mütterlichen »Schoß« der Familie verlassen, um in der Gesellschaft eine neue Position zu finden, von der aus er einen neuen Blick auf seine Eltern und die Familie werfen kann, die er nun erstmals als ein Ganzes erkennt und zum Gegenstand seines kritischen Reflektierens und Mentalisierens macht.

> »Während der Adoleszenz ergeben sich Konstellationen für einen ähnlichen Konflikt wie damals bei der Ablösung von der Mutter. Aber nun ist es gerade die Ursprungsfamilie, von der sich das Individuum trennen muß, und diese Trennung kann ebenso schmerzhaft und bedrohlich sein wie das einstige Heraustreten aus der Mutter-Kind-Dyade. War es damals der Vater, der die zweite ›Entbindung‹ ermöglichte, so ist es jetzt die ›Kultur‹, die als ›drittes Objekt‹ fungiert, den Abschied von den Eltern gestattet und dem Individuum neue Horizonte eröffnet« (Erdheim, 1990, S. 95).

Wieder verläuft und gelingt dieser Veränderungsprozess für alle Beteiligten umso besser, je mehr triadische Kompetenz ihnen zur Verfügung steht und je besser die früheren Etappen der Triangulierung verliefen. Der Umgestaltungsprozess der Adoleszenz ist riskant, denn der psychische Raum des Jugendlichen steht jetzt von zwei Seiten her unter Druck: Die sexuellen Wünsche einerseits, die nun erstmals verwirklicht werden können, reaktivieren die alten Verschmelzungswünsche und -gefahren und die ungelösten ödipalen Konflikte, andererseits stellt die Außenwelt neue Anforderungen an die psychische Struktur, weil nun Ich-Leistungen und Identitätsentwicklungsschritte gefordert werden, beispielsweise die Entscheidung für eine Berufsausbildung, die Eingliederung in neue hierarchischere Strukturen oder die Gestaltung von Liebesbeziehungen. Damit verbundene Konflikte können nur noch teilweise durch einen Rückgriff auf die Eltern gelöst werden. Die symbolische Ordnung kann unter dem Druck von innen und außen zusammenbrechen, weshalb die Adoleszenz die Zeit der Erstmanifestation schwerer psychischer Störungen ist.

Ein Gegengewicht zu diesen Entwicklungsaufgaben und einen Schutz vor den damit verbundenen Gefahren stellt der für das Jugendalter typische Rückzug vor den Anforderungen der Außenwelt dar in den eigenen Raum, das eigene Zimmer, die eigene Musik, Lektüre, ins »Gamen« oder in das ständige Online-Sein mit den Peers. Je mehr sich die Welt des Adoleszenten öffnet und weitet, sich jenseits der Grenzen des bisherigen Wahrnehmungs-, Denk- und Lebensraumes neue Räume eröffnen, desto mehr

Rückzugsmöglichkeiten braucht es auch, um all die veränderten Wahrnehmungen und neuen Erfahrungen bewältigen und integrieren zu können.

Auch der Tod wird nun erstmals als eine Realität begriffen, oft markiert ein schmerzhafter Moment der Einsicht in die Realität des Todes die Grenze zur Kindheit. Mit der Option des Suizids wächst dem Jugendlichen eine ihn und seine Umgebung erschreckende neue Möglichkeit zu, die er dazu verwenden kann, seine psychischen Zustände und Beziehungen zu regulieren, Verschmelzungsfantasien und Trennungsbedürfnisse zu agieren.

Weil der Mensch nun immer damit beschäftigt sein wird, seinen psychischen Raum als Raum des Lebens gegen den Raum des Todes zu errichten, abzugrenzen und zu verteidigen, bekommt der Tod die Funktion eines für unser Verhältnis zum Leben konstitutiven, immer wieder auszuschließenden Dritten. Doch die vollständige Ausgrenzung des Todes aus dem Leben scheint nicht nur dem Adoleszenten, der immer wieder an die Grenze gehen muss, nicht zu gelingen, sondern auch im späteren Leben kein Erfolgsrezept für ein lebendiges Dasein darzustellen, denn: »Das Leben verarmt, es verliert an Interesse, wenn der höchste Einsatz in den Lebensspielen, eben das Leben selbst, nicht gewagt werden darf« (Freud, 1915b, S. 343).

Die Vorstellung vom Tod kann in ähnlicher Weise eine zugleich trennende wie die Beziehung dynamisierende Funktion eines Dritten haben, etwa wie das vom Kind entdeckte und in die Beziehung zum anderen eingeführte »Nein«. Deshalb können der Akt des Suizids und der Tod sowohl als Möglichkeit fantasiert werden, um eine symbiotische Verschmelzung herzustellen, als auch einem drohenden Selbstverlust ein Ende zu setzen. Im zweiten Sinne hätten die Fantasien um den Tod ein triangulierendes Potenzial, »der Tod würde sich als drittes Objekt vorgestellt, das aus einer verschweißten Dyade herauszuhelfen imstande wäre« (Gerisch, 2012, S. 78).

Wie für das Dreieck der frühen Triangulierung stellt auch für das Dreieck der Adoleszenz die Verfügbarkeit der drei dyadischen Relationen die Voraussetzung dar:

1. Natürlich muss die Achse *Jugendlicher – Peers* gegeben sein, der Jugendliche braucht gleichaltrige Freunde, mit denen er seine neuen Erfahrungen machen und teilen kann.

2. Die Achse *Jugendlicher – Eltern* sollte dank tragfähiger Bindungen aushalten können, dass die Eltern vom Jugendlichen entidealisiert, angegriffen und zurückgewiesen werden. Ablösung ist nur möglich, wenn Bindungen da sind, und bedeutet deshalb weniger Aufgabe und Verlust als vielmehr Umgestaltung der bestehenden Beziehungen. Manchmal scheint es für den Jugendlichen einfacher zu sein, die Eltern komplett »über Bord« zu werfen, und für die Eltern, den Jugendlichen völlig aus der Triade hinauszukatapultieren, als die komplexe Bindung mit ihren Ambivalenzen im Dreieck mit der neuen Außenwelt des Jugendlichen zu handhaben. Umgekehrt ist auch die Bindung an die Eltern in der Adoleszenz nur auf der Basis von Triangulierung mit der Außenwelt der Peers erträglich.
3. Und schließlich ist auf der Achse *Eltern – Jugendkultur* ein mittleres Maß von Austausch förderlich, sodass die Eltern auch etwas von der Welt des Jugendlichen wissen und verstehen und sich dafür interessieren, aber nicht selbst den Raum der Adoleszenz besetzt halten und immer schon dort waren, wo der Jugendliche gerade hinkommt.

Die zweite psychosomatische Triangulierung – über den eigenen Körper verfügen

Im Übergang von den vertrauten Spiegelungen durch die Eltern und Triangulierungen mit den Eltern, die an Kraft verlieren, hin zu den neuen Bindungen an die Gleichaltrigen außerhalb der Familie greifen die Jugendlichen vorübergehend verstärkt auf ihren Körper als Objekt zurück, umso mehr, als sich dieser ihnen mit seinen Veränderungen selbst so aufdrängt und, was die sexuelle Erregung betrifft, der Kontrolle entzieht, als ob er ein eigenständiges Objekt wäre.

Damit wird die Dynamik der frühen psychosomatischen Triangulierung wieder aktiviert, wobei nun jedoch anstelle der Mutter oder der Eltern die Gleichaltrigen das Referenzsystem für die Bewertung und das Erleben des eigenen Körpers darstellen. Mit Veränderungen des Körpers durch Kleidung, Frisuren, Tattoos wird der Körper der Welt der Eltern entzogen und gemäß den

Maßstäben der Welt der Gleichaltrigen modifiziert. Zugleich droht nun aber wie zur Zeit des mit der Mutter geteilten Körpers eine Verschmelzung in dem Sinne, dass die totale Übernahme der Vorgaben der Peergruppe auch wieder zum Verlust des eigenen Körpers, des individuellen Selbst, der eigenen Identität führen könnte.

Die Aneignung des eigenen Körpers ist deshalb erst dann endgültig vollzogen, wenn einerseits mit dem Älterwerden des Jugendlichen, meist erst mit dessen Auszug aus dem Elternhaus, die letzten aus der Kindheit verbliebenen Bastionen der elterlichen Zuständigkeiten für seinen Körper aufgegeben werden können und dieser seinen ganzen Körper selbst in Besitz genommen hat und wenn er andererseits seinen Körper auch wieder von den Besetzungen und Beschriftungen durch die subkulturellen Moden, über die er sich definiert, so weit gelöst hat, dass er wirklich frei in der Verfügung über seinen Körper ist. Der Jugendliche muss sich also in zwei Triangulierungsschritten seines eigenen Körpers bemächtigen und ihn von den Definitionen zunächst der Eltern, dann der Kultur der Gleichaltrigen befreien, wobei der zweite in der Adoleszenz umso einfacher ist, je besser der erste während der Kindheit gelang.

Den »gutartigen Körpermodifikationen« (Hirsch, 2013, S. 130) über Kleidung, Frisuren oder Tattoos stehen die in der Adoleszenz gehäuft auftretenden Somatisierungen, Selbstbeschädigungs- und Essstörungspathologien gegenüber. Diesen kann sowohl die noch mangelhafte Fähigkeit des Jugendlichen zugrunde liegen, den eigenen Körper zu besetzen und für ihn zu sorgen, als auch eine passagere Überbesetzung zu Abwehr- und Abgrenzungszwecken: »Mein Körper gehört mir … und ich kann mit ihm machen, was ich will!« (Hirsch, 2010). In der Regel löst die Körpersymptomatik die Zuwendung von Dritten aus, entweder der Eltern oder anderer Bezugspersonen, die sich verstärkt »kümmern« müssen, oder von Ärzten und Therapeuten.

Triangulierende Beiträge der Kultur

Der Jugendliche bewegt sich in seiner Individuation zwischen den beiden meist als gegensätzlich erlebten Sphären Familie und (Jugend-)Kultur, die ja auch tatsächlich in einem antagonistischen Verhältnis zueinander stehen (vgl. Erdheim, 1990). Es ist »eine der Hauptbestrebungen der Kultur [...], die Menschen zu großen Einheiten zusammenzuballen. Die Familie will aber das Individuum nicht freigeben« (Freud, 1930a, S. 462). Waren die Eltern in Kindergarten und Grundschule als Dritte noch selbstverständlich in das Verhältnis des Kindes zu den außerfamiliären Instanzen einbezogen, so ändert sich dies in der Adoleszenz, wenn die Eltern immer weniger Einblick in das Leben ihres Kindes in der Welt draußen (und auch in seine innere Welt) haben. Damit spitzt sich der Gegensatz zwischen Familie und Kultur zu.

Die außerfamiliäre Kultur bietet dem Jugendlichen, der seine Familie und sein bisheriges Leben immer stärker aus der exzentrischen Position außerhalb der Familie wahrnehmen kann, nicht nur neue Bindungspersonen, Freunde und Sexualpartner an, mit denen er seine Wünsche und Sehnsüchte endlich erfüllen kann, sondern auch die Möglichkeit, sich selbst als Person in der Geschichte zu sehen und zu positionieren und mit einem Beruf eine soziale Rolle in der Welt einzunehmen.

Der Jugendliche kann auf die Erfahrungen seiner Kindheit zurückschauen, sie neu interpretieren und sich damit auch von ihnen distanzieren. Mit der Möglichkeit, sich als geschichtliches Selbst im Rahmen seiner Umwelt zu definieren, geht das Erleben von Bedeutung und Sinn einher, wie in der Verknüpfung von jugendkultureller Musik und politischer Anschauung. Indem sich die Jugendlichen derart durch bis in den Körper eingeschriebene Identitätserlebnisse als Generation konstituieren, schieben sie die Generation der Eltern ein Stück in die Vergangenheit und damit von sich weg. Die Jugendlichen erwarten auch von ihren Eltern, dass sie ihre Position in der Geschichte einnehmen, nämlich als Personen ihrer Generation, und nicht etwa weiter als Jugendliche auftreten, was für die Triangulierungsbewegung wieder im Sinn der beschriebenen Kontrastrepräsentanz hilfreich ist.

So wie die reale Verfügbarkeit eines väterlichen Dritten in der Kindheit die Ablösung von der Mutter und die frühe Triangulierung wesentlich vereinfacht, so bedarf es auch in der Adoleszenz realer Angebote für soziale Rollen in der Ausbildungs- und Berufswelt, um sich von den Eltern unabhängig machen und in der Kultur eine Position einnehmen zu können. Stehen keine Lehr- oder Arbeitsstellen zur Verfügung oder scheitert der Jugendliche aus inneren Gründen daran, solche wahrzunehmen, ist die Ablösung gefährdet.

In der Adoleszenz geht es in der Auseinandersetzung zwischen Eltern und Kindern oft um Regeln und Gesetze, wobei sich auch der Jugendliche auf seine Rechte beruft und einfordert, was ihm seiner Meinung nach das Gesetz erlaubt. Dafür kann er wie die Eltern auch konkret Vertreter des Gesetzes als Dritte anrufen und einbeziehen. Wird die Krise zwischen dem Jugendlichen und seinen Eltern in der Adoleszenz so heftig, dass die Eltern nicht mehr handlungsfähig sind, tritt der Staat als Repräsentant der Gesetze und der Außenwelt als Dritter auf und klärt mit beiden Seiten, wo ihre Rechte und Pflichten und wo die Grenzen ihrer Freiheit sind und ermöglicht im Extremfall Triangulierung, Abgrenzung und Entwicklung durch eine Fremdplatzierung des Jugendlichen.

Auch der Klinikeintritt eines Jugendlichen kann eine äußere Triadifizierung sein, wenn er eine psychische oder psychosomatische Symptomatik entwickelt, die die Aufnahme in eine stationäre oder teilstationäre Behandlung erforderlich macht. Ich werde auf diese »triangulierende Funktion des Symptoms« zurückkommen.

Die Eltern in der Adoleszenz

Die Ablösung des Jugendlichen kann blockiert sein, wenn seine Eltern ohne ihn auf dyadische Konflikte zurückfallen, die sie nicht lösen können, insbesondere wenn sie keine weiteren jüngeren Kinder haben, um die sie sich kümmern müssen. Darf der Jugendliche zur Befriedigung der narzisstischen Bedürfnisse der Eltern oder um Konflikte zwischen ihnen auszubalancieren oder auch abgewehrt zu halten, die Eltern nicht verlassen, dann ist er in der Dreiecksbeziehung mit den Eltern in jenem pathologischen Sinn trianguliert, den der Begriff »Triangulation« in der Familientherapie meint, und dadurch in seiner weiteren Entwicklung blockiert. Ein oder beide Elternteile versuchen, die Beziehung zum anderen Elternteil dadurch zu regulieren, dass sie das Kind in die Rolle eines Delegierten, Stellvertreters oder Sündenbocks drängen; das Kind steht dann in einem Loyalitätskonflikt zwischen den Eltern, den es nicht zu lösen vermag. Manchmal bleibt es bis ins Erwachsenenalter in seiner Funktion für die elterliche Paardynamik fixiert. Ich werde auf diese »Triangulation des Dritten als Abwehr« zurückkommen.

Wie in der ödipalen Triade besteht auch für die Ablösung in der Adoleszenz der beste Schutz für das Kind vor einer solchen narzisstischen Vereinnahmung darin, dass die Eltern ihre Bedürfnisse und Wünsche in der Beziehung zum anderen Elternteil und zu ihren eigenen Peers unterbringen und befriedigen können. Damit die Kinder das Haus verlassen können, brauchen die Eltern andere Inhalte und Ziele, die sie als etwas Drittes in ihrer Beziehung nutzen.

Geschieht dies nicht, wird ihre Paarbeziehung durch den Weggang der Kinder in zweifacher Hinsicht bedroht: durch einen Verlust an Lebendigkeit und Wachstum, wenn diese hauptsächlich von den Kindern in die Familie gebracht wurden, und von einer nun oft als konflikthaft erlebten dyadischen Nähe im Paar, das nun nicht mehr durch die Kinder trianguliert wird. Deshalb müssen sich die Eltern spätestens jetzt ihren eigenen Entwicklungsaufgaben des mittleren Lebensalters zuwenden.

Verabschiedet sich der Vater einseitig aus der Triade, dann müssen eng an die Mütter gebundene Kinder noch als Erwachsene meist auch real intensiv in Kontakt mit der Mutter stehen, so sehr, dass dies auch in die Dyade der Töchter und Söhne mit ihren Partnern und in ihre Familien verzerrend hineinwirkt. Eng an die Mütter gebundene Kinder können versuchen, Distanz zu schaffen, indem sie äußerlich den Kontakt zur Mutter vermeiden – dies gelingt erfahrungsgemäß Söhnen eher als Töchtern.

Über ihre Schwierigkeiten mit den Müttern, dass sie sich von ihnen emotional bedrängt fühlen, sprechen die Kinder auch als Erwachsene meist nicht mit ihren Vätern beziehungsweise bekommen dort keine Unterstützung. Die Väter leben in ihrer eigenen Welt von Arbeit und Freizeitinteressen und ihre Kinder sprechen mit ihnen ebenfalls lieber über die Arbeit und über Freizeitinteressen, keiner bringt die Mutter zur Sprache. Handelt es sich um Vater und Sohn, so herrscht oft eine unausgesprochene Übereinstimmung im Bestreben, die Mutter und anderes »kompliziertes Emotionales« auszuschließen. Väter und Söhne delegieren die Zuständigkeit für schwierige Mütter gerne an ihre Töchter und Schwestern.

Ein- und Ausschluss von Dritten im Erwachsenenalter

Im Erwachsenenalter geht es darum, verschiedene Lebensbereiche zu entwickeln, gegeneinander abzugrenzen und in einem Gleichgewicht zu halten, etwa Partnerschaft, Elternschaft, Freunde, Beruf, soziale Rollen, Hobbys. Es ist gleichermaßen wichtig, in den verschiedenen Lebenswelten integriert zu sein, dabei eine eigene Identität aufrechtzuerhalten sowie die verschiedenen Bereiche triangulierend aufeinander zu beziehen.

Die verschiedenen Rollen oder Lebensbereiche des Einzelnen können füreinander triadifizierende Funktionen übernehmen; für die Berufsrolle kann die Familie das triadifizierende Dritte sein, für die Paarbeziehung können die Freunde oder die Kinder die Dritten sein. Für all diese Alltagsbereiche zusammen können spirituell-religiöse Vorstellungen oder Zugehörigkeiten das Dritte sein. Diesen äußeren Triadifizierungen zwischen den verschiedenen Lebensbereichen steht die Notwendigkeit gegenüber, alle diese Bereiche auch im Binnenverhältnis zu triangulieren. Dies möchte ich am Beispiel der Paarbeziehung darstellen, wobei die Grundmechanismen auf alle anderen Subsphären des Lebens übertragbar sind.

In allen Lebensbereichen gibt es die beiden Pole völliger Hingabe an eine Sache im dyadischen Modus auf der einen Seite und Erweiterung des Fokus und Hinwendung zu etwas Drittem auf der anderen Seite, so auch, wenn es um die Fähigkeit geht, sich zu verlieben und eine Partnerschaft aufrechtzuerhalten. Nähe und Distanz in der Paarbeziehung auszubalancieren ist auch deshalb anspruchsvoll, weil sich die Partner einander in immer wieder wechselnden Rollen wünschen, vom erwachsenen Gegenüber, mit dem man sich auf gemeinsame Themen und Projekte als etwas Drittes bezieht, über einen kindlichen Spielgefährten, einen unterstützenden Elternteil bis hin zur sexuellen Verschmelzung, die frühe symbiotische Wünsche aktiviert.

In der sexuellen Vereinigung feiert das Paar den Sieg über das ödipale Verbot der Kindheit und Jugend: Die Lust wird mit dem gewonnenen Partner geteilt und der ödipale Rivale ausgeschlossen. In der reifen sexuellen Zweierbeziehung hat der Erwachsene damit den Zugang zum in der ödipalen Zeit den Eltern vorbehaltenen geheimnisvollen Raum der erwachsenen

Lüste und Befriedigungen gefunden, von dem er als Kind noch ausgeschlossen war. Nun errichtet er selbst mit seinem Partner einen gegen die Dritten abgeschlossenen Raum intimen Erlebens und geheimer Befriedigungen. Kurzzeitig kann der Wunsch nach Verschmelzung mit einem geliebten Anderen erfüllt werden; doch unmittelbar darauf müssen die Grenzen zwischen dem Selbst und dem Anderen wieder aufgerichtet werden.

Weil die Liebesbeziehung die Dritten ausschließt, gerät das Paar allerdings in einen Konflikt mit den triangulierenden Normen ihrer sozialen Gruppe, die eine so wichtige Rolle für die triangulierende Ablösungsbewegung der Adoleszenz spielte: Die »Entdeckung der Lust an der uneingeschränkten Genitalität kann das Paar dazu bewegen, eine radikale Umkehr zu vollziehen und sich nicht länger den herrschenden kulturellen Konventionen, ritualisierten Verboten und abergläubischen Ideen zu unterwerfen, die Barrieren vor der reifen Genitälität aufrichten. Wenn dieser Grad an sexueller Freiheit mit der endgültigen Überwindung ödipaler Hemmungen einhergeht, tritt das höchste Potential zum sexuellen Genuß in Liebesbeziehungen hervor, und die Leidenschaft wächst, weil ein neues Mysterium aus sexuellen Geheimnissen entsteht, das die Partner miteinander teilen und das sie aus den Zwängen der umgebenden sozialen Gruppe befreit« (Kernberg, 1995, S. 88).

Die Verwirklichung der sexuellen Wünsche führt das Individuum im Paar also in einen Widerspruch zu der Zugehörigkeit zu seiner Gruppe, die ihm die Triangulierung seiner Beziehungen zu seiner Herkunftsfamilie ermöglicht hatte. Deshalb kann nicht nur die dyadisch-symbiotische Intimität in der Paardyade, sondern auch die Abschließung der Paardyade gegen die Außenwelt Ängste vor Regression und Selbstverlust fördern. Harmoniert hingegen die Liebe allzu sehr mit den sozialen Normen, um diesen Konflikt mit der Gruppe der Peers zu vermeiden, so verkümmert sie in Konventionalität und Ritualisierung, meint Otto F. Kernberg (ebd.).

Einerseits muss das Paar eine exklusiv dyadische Binnenwelt entwickeln und gegen Dritte schützen, so wie es in »jeder nahen und emotional intimen Beziehung Bereiche der Ausschließlichkeit gibt, zu denen kein Dritter Zugang hat« (Wurmser, 2006, S. 18). Wird dieser Privatbezirk der Liebe »durch einen Dritten verletzt, erzeugt dies Scham, und wenn dies besonders gewaltsam geschieht, führt die Kränkung zu starker Entrüstung oder zu ohnmächtiger Wut und Verzweiflung«.

Andererseits ist das Paar nie allein, immer sind in der Fantasie Dritte zugegen und auch nötig, um das Begehren aufrechtzuerhalten. Denn die Sexualität mit dem Partner wird immer von Fantasien über Dritte begleitet, entweder von jener, man vereinige sich unter Ausschluss eines Dritten, der den Rivalen aus der ödipalen Phase darstellt, was Kernberg (1995, S. 133) als »direkte Triangulierung« bezeichnet, oder in einer »umgekehrten Triangulierung« von jener Fantasie, sich mit einer anderen Person einzulassen und den Partner auszuschließen, wobei die dritte Person dann für das damals begehrte ödipale Objekt steht.

In dieser zweiten Dreiecksfantasie kann sich das Subjekt passiv von zwei Personen umworben sehen, weshalb es nicht aktiv mit dem Rivalen um das idealisierte ödipale Objekt rivalisieren muss. Da alle diese Fantasien in einer aktiven oder abgewehrten Form universell vorhanden sind, liegen »in der Phantasie potentiell immer sechs Personen miteinander im Bett: das Paar, die jeweiligen unbewußten ödipalen Rivalen und die jeweiligen unbewußten ödipalen Ideale« (ebd.).

Wenn das Paar dann Kinder bekommt und sich die Partner plötzlich auch als Eltern wahrnehmen, so verändert das die Dynamik der Paarbeziehung, nicht nur weil die Partner nun wie schon beschrieben ihre dyadischen und sexuellen Wünsche aneinander im neuen Beziehungsdreieck mit dem Kind zurückstellen müssen, sondern auch weil sie der Verführung widerstehen müssen, den anderen immer mehr als Vater oder Mutter zu sehen und diesem gegenüber auf Kind-Eltern-Übertragungen zu regredieren.

Sobald das Paar auf diese Weise füreinander zu Eltern wird, ist die Verdrängung der sexuellen Anziehung die ödipal-logische Konsequenz. Damit das Paar die erotische Spannung aufrechterhalten oder zurückgewinnen kann, braucht es nicht nur ungestörte Zeit für dyadisches Erleben, in der die Kinder nicht stören und nicht das Thema sind, sondern einen Wechsel der Perspektive, der es ermöglicht, den Partner immer wieder neu wie aus der Distanz wahrzunehmen, als er noch ein begehrenswertes, in einem gewissen Sinne fremdes Objekt der Außenwelt war, das es zu erobern galt.

Eine solche, das gegenseitige Begehren fördernde Triangulierung der Paarsituation setzt voraus, dass es nicht nur die Kinder, sondern erwachsene Dritte gibt, mit denen man immer wieder um den nur scheinbar schon gewonnenen Partner rivalisieren kann, auf die sich aber auch das eigene Begehren und das des Partners richten können. Die Vorstellung, dass ein Dritter den eigenen Partner begehren könnte, hält das Begehren in der Paardyade in einem Schwebezustand, ist aber genauso gefährlich wie die Möglichkeit, dass man sich selbst in jemand anderen als den zum Elternteil oder Kumpel gewordenen Partner verlieben könnte. Doch wenn man sich und dem Partner zumindest in der Fantasie die Freiheit gibt, über sein Begehren frei zu verfügen, kann der andere auch wieder libidinös besetzt und als attraktiv wahrgenommen werden.

Die Partner können dazu neigen, das Begehren des anderen ganz unter ihre Kontrolle bringen zu wollen, um den verspäteten ödipalen Sieg dauerhaft zu machen, und dafür alle potenziell verführerischen Dritten auszuschalten. Doch führt die von Verlustängsten motivierte dyadische Abschließung des Paares zur Zerstörung der Paarbeziehung von innen her, und zwar aufgrund der fortdauernd abzuwehrenden präödipalen Verschmelzungsgefahr und der – wie in der Wiederannäherungskrise – daraus resultierenden Aggression im Dienste der Aufrechterhaltung der Selbst-Grenzen im Paar.

Probleme in der Entwicklung der Paarbeziehung können sich auch daraus ergeben, dass der Partner als triangulierender Dritter gegenüber der eigenen Herkunftsfamilie benötigt wird, ohne den eine Ablösung nicht möglich gewesen wäre und mit dessen Verlust die Rückkehr in die Herkunftsfamilie drohen würde. Man kann sich vom Partner nicht trennen, weil man ohne ihn nicht abgelöst und erwachsen wäre, und man kann mit dem Partner keine erfüllende reife Beziehung führen, weil man noch nicht wirklich von den eigenen Eltern abgelöst und erwachsen ist, was ebenfalls zum Scheitern der Paarbeziehung führen kann.

Optionen im Altern und das Sterben

Nicht nur die Libido treibt die Entwicklung voran – wozu auch ihr Nachlassen im Alter gehört – oder die narzisstischen Wünsche mit den Idealvorstellungen und Spiegelungsbedürfnissen, sondern auch der Einbruch des Todes in die bewusste Wahrnehmung, weil dieser jeweils eine Neupositionierung des Individuums in Bezug auf sein Leben erzwingt. Wie die Libido stellt deshalb auch der Tod, genauer die Vorstellungen über und die Angst vor dem Tod, eine das Leben gestaltende Kraft dar.

Ist die Auseinandersetzung mit dem Tod nicht möglich, bleiben Entwicklungsmöglichkeiten verbaut und mangelt es dem Leben an Tiefe. Konnte das Kind in seinem magischen Welterleben den Tod noch verleugnen, so muss der Mensch ab der Schwelle zur Adoleszenz dem Tod einen Ort im Leben einräumen, dann nämlich, wenn, wie vom eigenen Denken aufgezwungen, die Auseinandersetzung mit philosophischen Fragen um Leben und Tod beginnt. Mit der Vorstellung der Endlichkeit tritt auch die Dimension der Zeit in das Leben, was im Erleben von Geschichtlichkeit und eigenem Gewordensein einen Ausdruck findet.

Das Erwachsenenalter wird dann im günstigen Fall als in die Zukunft vorwärtsschreitende Entfaltung der Libido erlebt: Man lebt auf bestimmte Ziele, eine berufliche Laufbahn, eine Familie und gegebenenfalls die Entwicklung der eigenen Kinder hin und nimmt einen Ort in der Gesellschaft ein, bis mit der Ablösung der Kinder und der Krise der Lebensmitte erneut das Bewusstsein vom Tod, von der eigenen Sterblichkeit eine Schwellensituation markiert. Das macht einen unangenehmen triangulierenden Blick auf das eigene Leben unter dem Aspekt seiner Begrenztheit nötig.

Dies wiederum löst eine Dynamik aus, die Elliott Jaques (1965) unter dem Titel »Der Tod und die Krise der Lebensmitte« beschrieb, in der das Ich angesichts dieser Bedrohung wieder im paranoid-schizoiden Modus funktioniert und fragmentierte Vorstellungen, inneres Chaos und Verfolgungsgefühle das Selbst bedrohen. Nun tauchen die Fragen der Adoleszenz nach dem Sinn des Lebens und seiner Endlichkeit wieder auf und erfordern dringend neue Antworten. Die Krise kann gelöst werden, wenn unter Anerkennung der Endlichkeit der eigenen Existenz eine neue, für die zweite Lebenshälfte angemessene Position in der Welt mit modifizierten, realisierbaren Idealvorstellungen und Zielen gefunden wird.

Der Mensch möchte sich auch gerne im Verhältnis zu seinem Leben in einer stabilen und behaglichen dyadischen Position einrichten und den Tod als störenden Dritten am liebsten ausschließen. Je älter der Mensch wird, desto weniger gelingt dies jedoch. Mit dem Nachlassen der vorwärtstreibenden und raumschaffenden Kraft der Libido und dem Erstarken der Macht des Todes mit seinen Vorläufern wie der Einsicht in die Begrenztheit der verbleibenden Lebensspanne oder der Einschränkung der körperlichen Möglichkeiten bekommt der Tod immer mehr eine Veränderungen erzwingende Rolle. Weil aufgeschobene Wünsche und nicht eingelöste Idealvorstellungen nun nicht länger vernachlässigt werden können, muss das Leben so geändert werden, dass sie noch eine Chance auf Erfüllung haben, oder die Idealvorstellungen müssen so revidiert werden, dass sich aus der Diskrepanz zwischen den Ich-Ideal-Vorstellungen und dem realisierten Leben keine negative, im Alter depressionserzeugende Bilanz ergibt.

Kann der Mensch anerkennen, dass der Tod nicht auf Dauer vom Leben ausgeschlossen werden kann, so führt dies im günstigen Fall auf der Basis einer gemeisterten Krise der Lebensmitte zu einer Lebenshaltung in der Art der philosophischen Übung des Memento mori (»Gedenke des Sterbens!«), einer selbstreflexiven Triangulierung, in der man immer wieder die eigene Lebensgestaltung aus der Perspektive des Lebensendes überprüft.

Im Alter und Sterben werden letzte Schritte in Bezug auf die Geschichtlichkeit des eigenen Daseins vollzogen, letzte, definitive Urteile über das eigene Leben gefällt. Dazu befähigte Menschen schreiben ihre Autobiografie und hinterlassen der Welt ihre eigene Sicht der Dinge, aber alle müssen sich der Frage stellen, ob sie das aus ihrem Leben gemacht haben, was sie vorhatten und was in ihren Möglichkeiten lag. Wie die Erfahrung aus der Arbeit mit Sterbenden zeigt, ist nicht das Sterben das Schlimmste, sondern die negative Lebensbilanz, »festzustellen, dass man nicht gelebt hat und jetzt sterben muss« (Cicely Saunders, nach Borasio, 2011, S. 192).

Je länger man lebt, desto mehr Verluste sind zu verarbeiten und desto dünner wird das soziale Netz. Jeder Verlust einer Bezugsperson ist immer auch der Verlust eines potenziellen triangulierenden Objekts, das hilft, Erinnerungen aufrechtzuerhalten und zu bestätigen und drohende symbiotische Abhängigkeiten und Regressionen (bis hin zur Versorgung im Altenheim) in den weniger werdenden verbleibenden Beziehungen zu vermeiden.

Dazu kommt, dass die soziale Rolle, zunächst über den Beruf, später auch als Eltern, die in der Adoleszenz als Ablösungs- und Triangulierungshilfe so wichtig war, als Möglichkeit der Teilhabe an der sozialen Welt immer weniger zur Verfügung steht. Die Lebenswelt des alten Menschen wird wegen des beschleunigten Kulturwandels auf ein gegenüber der dominanten zeitgenössischen Kultur randständiges und entfremdetes Dasein reduziert.

Im Alter verändert sich das Verhältnis zum eigenen Körper, der Mensch ist nicht mehr allein Herr über ihn, er wird wieder abhängig von Ärzten und Pflegepersonen, die sich um diesen Körper kümmern, was wie die Wiederauflage der Dynamik der ersten psychosomatischen Triangulierung in der Kindheit erlebt werden kann. Beziehen wir uns auf gängige Vorstellungen wie die, dass im Sterben die Seele den Körper verlässt, so können wir hier nach der ersten psychosomatischen Triangulierung in der Kindheit und der zweiten in der Adoleszenz von einer dritten Stufe der psychosomatischen Triangulierung sprechen, wenn die Seele – eine Metapher oder Transformation des Selbst – den Körper verlässt. Die Fürsorge für den Körper fällt wieder wie in der frühen Kindheit anderen, den Pflegepersonen, zu, während das Selbst oder die Seele im Prozess des Alterns und Sterbens seine Dimensionalität verändert und sich in dieser Transformation, wenn man sich dies so optimistisch vorzustellen vermag, ein letztes Mal auf etwas Neues hinbewegt.

Alle bisher beschriebenen Etappen der Triangulierung wurden durch einen Kontext der Symbolisierung gerahmt. Angefangen bei den frühesten Fantasien der zukünftigen Eltern über ein Kind, der Namensgebung nach der Geburt, den frühen Austauschvorgängen zwischen Mutter und Kind, in denen schon die symbolischen kulturellen Vorstellungen eine Rolle spielen, bis hin zu den Triangulierungen der Adoleszenz und des Erwachsenenlebens begleiten und erzwingen symbolische kulturelle Strukturen Triangulierungsprozesse. Im Alter und Sterben treten nun aber die symbolischen Strukturen zurück, die Welt geht verloren, mit dem Tod, den wir nicht denken können, verlassen wir die durch Symbolisierungen konstruierte dreidimensionale Vorstellungswelt, die einst in der Kindheit gegen bedrohliche, vieldimensionale Vorstellungsräume abgegrenzt worden war (Grieser, 2011).

Hilfreich in der Vorbereitung auf das Sterben sind deshalb:

- erstens die Verfügbarkeit eines religiösen oder anderen Sinnsystems, in dem auch der Tod und das Sterben einen Platz haben;
- zweitens Vorstellungen darüber, dass man zwar selbst die Welt verlässt, dort aber in seinen Nachkommen oder seinem »Werk« etwas Überdauerndes hinterlässt;
- drittens gute dyadische und symbiotische Erfahrungen von vorübergehender Verschmelzung und Symbiose, wozu nicht nur tiefe sexuelle Verschmelzungserfahrungen gehören, sondern auch ein spirituelles Erleben von Transzendenz;
- viertens Triangulierungen zu erhalten bzw. immer wieder aufs Neue herzustellen. Dies beginnt schon nur damit, dass sich die Umgebung darum bemüht, weiter in einer lebendigen Beziehung zum alternden Menschen zu bleiben.

Nicht nur das Alter, sondern auch der Sterbeprozess selbst wird erleichtert, wenn dem Sterbenden ähnlich wie dem kleinen Kind durch Dritte geholfen wird, die Triangulierungen mit dem Symbolischen und damit den psychischen Raum aufrechtzuerhalten und libidinöse Besetzungen bis zuletzt zu bewahren. Dies bedeutet, dem Rückzug der Welt vom alten Menschen entgegenzuwirken und mit ihm aktiv das Symbolische zu pflegen, von den alten Geschichten und Fotos über die Lieder und Verse von früher bis hin zum Glas Wein zum Essen. Und wenn das Sprachliche nicht mehr trägt, treten wie beim Übergangsobjekt körpernähere soziale Formen an dessen Stelle (Anwesenheit, Berührungen, Musik) und ermöglichen, das Selbst in seinem symbolischen Raum zu erhalten (Grieser, 2013).

Die Triangulierungen im Lebensverlauf – Öffnung und Rahmung

Wir haben gesehen, wie das Dritte in der Entwicklung auf ganz unterschiedliche Weise in Erscheinung tritt: als Personen, in Form von Zeichen und Symbolen und in Gestalt von sozialen Gruppen. Psychische Entwicklung findet immer in einem triadischen Kontext statt, der einen stabilen Rahmen und entwicklungsanregende Reize zugleich zur Verfügung stellt. Alle Beziehungen sind durch kulturell-symbolische Vorgaben gerahmt – die kulturelle Matrix, entlang der sich die Entwicklung vollzieht –, welche in die Beziehungen und damit in die sich entwickelnde Persönlichkeit eingehen.

Aus triadischen Beziehungserfahrungen wird triangulierte Struktur, die wiederum das Gelingen dyadischer Beziehungserfahrungen ermöglicht. Systemisch gesehen, hat der Dritte eine zweifache Funktion: Zum einen wird er benötigt, um eine dyadische Konstellation in einen größeren Kontext einzubetten und zu erweitern, zum anderen braucht es ihn auch, damit sich die Dyade gegen ihn konstituieren und abschließen kann. In diesem Sinne »sind alle Dyaden auf der Suche nach dem stabilisierenden Dritten, das heißt auf der Suche nach der Triade« (Retzer, 2004, S. 135).

Triangulierungen eröffnen zwar neue Möglichkeiten, sind jedoch paradoxerweise oft mit der Anerkennung von Begrenzung und Verlust verbunden. Das Übergangsobjekt hilft, Alleinsein auszuhalten, ist aber auch mit der Angst assoziiert, gegen die es hilft. Die Entdeckung der Sprache beinhaltet auch den Verlust der Unmittelbarkeit des Daseins. Dem Kind eröffnet sich der psychische Raum um den Preis, dass es sich partiell von der Beziehung der Eltern ausgeschlossen fühlt. Die Triangulierung der Adoleszenz eröffnet die neue Welt außerhalb der Familie, bedeutet aber auch den Verlust der Geborgenheit in der Familie der Kindheit. Und die exzentrische Position der Sicht auf das Leben aus der Position des Älterwerdens ermöglicht zwar einen neuen Blick auf die Welt und das Leben, rückt aber gerade auch das Ende des eigenen Lebens in den Fokus. Jeder einzelne Entwicklungsschritt erfordert und stärkt deshalb die Fähigkeit, Ambivalenzen auszuhalten und auf Spaltungen zu verzichten.

Die Anerkennung des symbolischen Dritten (bzw. Vierten), von Lacan pathetisch »das Gesetz« genannt, schützt das Individuum nicht nur vor Übergriffen anderer, sondern auch vor der Angst, wenn man sich selbst als unbegrenzt und allmächtig zu erleben beginnt. Die Begrenzung durch einen übergeordneten symbolischen Rahmen, sei er durch Gott oder die Gesellschaft gesetzt, dem das Subjekt und die anderen gleichermaßen unterworfen sind, stellt nicht nur eine Einschränkung dar, sondern hat auch etwas Beruhigendes, weshalb sich ein agitierter Mensch oft schon durch das Auftreten eines uniformierten Vertreters des Gesetzes beruhigen kann.

Art des Dritten	**Triangulierung**	**Kulturelle Elemente**
Das fantasierte Kind der Eltern	Pränatale triadische Fantasien der Eltern	Kulturelle Codes, Gesetze, Verwandtschaftsregeln
Etwas Drittes, präobjektal und präsymbolisch, taucht in der noch ungetrennten Dyade auf	Semiotische Triade Erste psychosomatische Triangulierung	Sprache
Der personale Dritte	Triadifizierung Frühe Triangulierung Ödipale Triangulierung	Inzestverbot
Das überindividuelle, gruppale Dritte (Kultur)	Triangulierung der Adoleszenz Zweite psychosomatische Triangulierung	Adoleszente Peergruppe, soziale Rollen, Ideologie
Das transzendente Dritte (Gott etc.)	Dritte psychosomatische Triangulierung	Metaphysik, Religion, Position der Alten in der Kultur

Tabelle 1: Formen des Dritten im Verlauf des Lebens

Triangulierungsstörungen

Betrachten wir psychische oder psychosomatische Störungen, so stoßen wir bei den Patientinnen und Patienten häufig auf Schwierigkeiten, ausgewogene triadische Beziehungen herzustellen und aufrechtzuerhalten; wir stoßen auf fragile Triangulierungen, verzerrte Triaden, auf das Vorherrschen von dyadischen Erlebnis- und Beziehungsmodi oder symbiotischen Bedürfnissen sowie auf Probleme, mit der Umwelt und ihrer symbolischen Struktur konstruktiv zu interagieren. Da wir die Triangulierungsperspektive auf alle Störungsbilder anwenden können und damit oft zu einem zusätzlichen Verständnis und zu erhellenden Perspektiven für die therapeutische Praxis kommen, bin ich mit Hans Hopf der Meinung, dass es angebracht wäre, »die gesamte Krankheitslehre hinsichtlich eines triangulären Denkens neu zu überdenken und zu gestalten« (Hopf, 2014, S. 98).

Diagnostik: Wechsel zwischen dyadischen und triadischen Interaktionsmustern

Die Problematik in der Ausgestaltung von Triangulierungen zeigt sich auf einer oder auf mehreren der folgenden Ebenen:

1. der Gestaltung der Beziehungen,
2. dem Umgang mit sozialen und gesellschaftlichen Rahmenbedingungen des Lebens,
3. im kognitiven Stil und im Symbolischen selbst, wie es im Denken und in der Sprache zum Ausdruck kommt, sowie
4. in der Identität und dem Verhältnis zu den Lebenszielen.

Außer in den Inhalten, die uns ein Patient berichtet oder projektiv in Testverfahren darstellt, zeigt sich die Qualität der Triangulierungsfähigkeit in der Gesprächssituation dadurch, wie unsere Beziehung gestaltet werden kann, welche Art von Denken in unserer Gegenübertragung möglich ist und wie sich der psychische Raum anfühlt, in dem wir uns mit dem Patienten befinden. Wir nehmen wahr, ob wir mit diesem Gegenüber unsere Gedanken schweifen lassen können und leicht auf Dritte zu sprechen kommen, ob wir uns in der Zweiersituation eingeschlossen erleben und uns gedanklich nicht zu neuen Ideen hinbewegen können oder ob wir uns vom Gegenüber kontrolliert und in unserem eigenen psychischen Raum fremd oder bedroht fühlen.

Der psychische Raum, in dem wir uns begegnen und bewegen, kann sich auf der Seite des Patienten oder auf unserer, soweit wir das im intersubjektiven Feld unterscheiden können, eng und flach oder weit und tief oder gar ausufernd und grenzenlos anfühlen. Der Abstand zwischen Patient und Therapeut kann von vielen Patienten nicht als entwicklungsfördernder Zwischenraum positiv erlebt werden. Die einen erleben ihn als zu groß, den Therapeuten als zu weit weg, und versuchen, den Raum zu füllen, um agoraphobische Ängste in der Therapie zu vermeiden. Den anderen ist es zu eng in der therapeutischen Dyade, sie müssen die Flucht ergreifen, wegbleiben oder ideenflüchtig aus der Beziehung zum Anderen fliehen, sie erleben in Bezug auf den Raum Ängste klaustrophobischer Art.

> »Wir können geradezu differentialdiagnostisch eine fragliche psychotische oder sonstige frühe Störung, wie eine echte Psychosomatose, eine schwere Sucht oder eine Borderline-Problematik, daran erkennen, dass wir fragen, ob ein solcher Zwischenraum des analytischen Sprechens überhaupt hergestellt werden kann oder nicht (wie in der klassischen Alexithymie) bzw. ob er scheinbar stets offen und allgegenwärtig zwischen Ich und Anderem als Puffer klafft, wie im Wahn, im Agieren des Borderline-Patienten, im leeren Raum der Melancholie, oder ob er, wie bei typisch neurotischen Psychodynamiken, erst mühsam durch den verführerischen Salon der Abwehrmechanismen hindurch zu erreichen ist« (Warsitz, 1996, S. 86).

Viele Patientinnen und Patienten berichten kaum einmal von Situationen zu dritt, und wenn, dann erscheinen darin die anderen, zum Beispiel die Eltern, nicht als zwei voneinander differenzierte Personen, die in einer gut beschreibbaren Interaktion zueinander und zum Patienten stehen.

In der Kinder- und Jugendpsychotherapie können die triadischen Interaktionen zwischen Eltern und Kind direkt beobachtet und auch gezielt provoziert und therapeutisch genutzt werden wie im Lausanner Trilog-Spiel (Fivaz-Depeursinge & Corboz-Warnery, 1999). In diesem Trilog-Spiel müssen die Eltern mit dem Kind in einer vorgegebenen Abfolge dyadische Interaktionen initiieren – wobei immer einer der drei in der Position des passiven oder ausgeschlossenen Dritten ist – und zuletzt auch in der Triade spielen. Dabei wird auch den Übergängen zwischen den einzelnen Sequenzen besondere Aufmerksamkeit geschenkt.

In der Operationalisierten Diagnostik für Kinder und Jugendliche OPD-KJ (Arbeitskreis OPD-KJ-2, 2013) wird die Qualität der geschilderten und der direkt beobachteten dyadischen und triadischen Interaktionen in acht verschiedene Gruppen klassifiziert. Dabei werden auch die emotionale Bezogenheit der Interaktionspartner und die Flexibilität im Wechsel zwischen Situationen zu zweit und zu dritt bewertet. Beurteilt wird ebenfalls, wie vorhersehbar oder beliebig Dritte ein- und ausgeschlossen werden – »chaotische Dreisamkeit« –, wie die Beziehungsqualität in den Dyaden und Triaden ist, inwiefern die Bedürfnisse der Beteiligten wahrgenommen werden können, wie mit Spannungen umgegangen wird und wie starr oder beweglich die Interaktionsmuster sind.

Demgegenüber erfasst die Operationalisierte Psychodynamische Diagnostik für Erwachsene OPD-2 (Arbeitskreis OPD, 2006) Triangulierungen nur am Rande. In der Strukturdiagnostik wird die triadische Kompetenz beurteilt, wenn es um die Fähigkeit zur Bindung an innere und äußere Objekte geht. Eine *gut integrierte* Struktur geht damit einher, dass die inneren Bilder wichtiger Anderer unterschiedlich und vielfältig sind, der Patient triadische Beziehungen herstellen und unterhalten kann und dass die Zuwendung zum einen nicht als Abwendung vom anderen erlebt wird. Bei einer *mäßig integrierten* Struktur unterscheiden sich die inneren Bilder wichtiger Personen wenig voneinander; der

Patient sucht vor allem dyadische Beziehungen. Eine *gering integrierte* Struktur weist vorwiegend negative Bilder wichtiger Personen auf; die Beziehungen sind funktionalisiert. Bei einer *desintegrierten* Struktur sind die Objekte kaum differenziert.

Probleme der Symbolisierungsfähigkeit sind ein Kennzeichen der sogenannten frühen Störungen: Emotionale Inhalte und Handlungsimpulse können nicht symbolisch repräsentiert, das heißt gedacht, vorgestellt oder ausgesprochen werden. Ohne diesen triangulierenden Abstand, den die Symbolisierung schafft, ist keine Mentalisierung möglich und damit kann sich das Subjekt nicht seiner eigenen psychischen Situation bewusst werden und auf seine Impulse nicht verändernd einwirken, weshalb diese impulsiv ausagiert oder in andere Personen hineinprojiziert werden. Ist das Ich selbst von der Störung betroffen, kann dies zum Zerfall des dreidimensionalen psychischen Raumes mit den psychiatrisch beschriebenen Störungen der Ich-Konsistenz, der Ich-Demarkation und der Ich-Identität führen.

Frank Dammasch und Hans-Geert Metzger (1999) betonen die Fähigkeit, zwischen dyadischen und triadischen Interaktionsmustern flexibel hin und her wechseln zu können. Dieter Katzenbach und Jessica Ruth (2008) führen diesen Gedanken weiter und vermuten, dass auch Lernen in einem solchen steten Hin und Her von dyadischen und triadischen Aggregatzuständen vollzogen werde. Im triadischen Modus erfolge die Öffnung zu und die Aufnahme von Neuem, worauf dieses dann im dyadischen Modus, der für Abschließung und Verfestigung steht, konsolidiert wird. Lernen und kognitive Entwicklung generell bestehen aus einem »Wechsel von Konsolidierung und Verflüssigung der Könnens- und Wissensbestände« (ebd., S. 73) und setzen dabei zudem, wie die Autoren bei Kindern mit Lernproblemen beobachtet haben, die Fähigkeit voraus, »temporäre Kontrollverluste ertragen zu können«. Damit weist Lernen »ein ähnliches Anforderungsprofil« auf wie der »Wechsel zwischen dem dyadischen und triadischen Beziehungsmodus«.

Das Vorherrschen des dyadischen oder des triadischen Modus bei einem Menschen könnte dessen kognitiven Stil ausmachen: »Die Dominanz des dyadischen Modus würde mit einer gewissen Starre und Rigidität des Denkens, die Dominanz des triadischen Modus mit einer Unstetigkeit bzw. Flatterhaftigkeit des Denkens korrespondieren« (ebd., S. 73).

Grundformen dysfunktionaler Triaden

Untersuchen wir die Beziehungsgestaltung erwachsener Patientinnen und Patienten hinsichtlich der Rolle, die Dritte für sie in der Gegenwart spielen, so erkennen wir dahinter meist Beziehungsmuster aus den frühen Jahren mit den primären Bezugspersonen, wie wir sie in der Arbeit mit Kindern und Jugendlichen direkt, in statu nascendi, beobachten können. Die folgende Typologie dysfunktionaler Triaden formuliere ich deshalb vereinfachend im Bezugssystem der realen oder internalisierten Eltern-Kind-Beziehungen, obwohl im späteren Leben an die Stelle der Eltern Partner, Kinder, Vorgesetzte, Arbeitskollegen, Freunde, irgendwelche andere Personen, auch Institutionen oder sogar abstrakte Vorstellungen wie Ideologien und Glaubensinhalte treten.

Eine Eltern-Kind-Dyade ist gegen Dritte abgeschlossen

Am häufigsten haben wir es mit der Konstellation abgeschlossener Dyaden zu tun, und zwar in der Variante, dass die Mutter-Kind-Dyade eng ist und der väterliche und auch andere Dritte wenig Bedeutung haben sowie keinen triangulierenden Einfluss auf die Mutter-Kind-Beziehung nehmen können. Der Vater fehlt ganz oder ist zwar anwesend, tritt aber nicht wirkungsvoll in Erscheinung, weil er sich aus der Beziehung zum Kind heraushält, die Mutter ihn fernhält oder das Kind ihn ablehnt.

Das Gleiche gibt es als gegenüber der Mutter und anderen Dritten abgeschlossene Vater-Kind-Dyaden, was aber natürlich seltener der Fall ist. Hier wird das Kind völlig in die narzisstische Welt des Vaters hineingenommen, die Mutter tritt nicht als eigenständige Dritte oder nur als ein Anhängsel des Vaters in Erscheinung und kann keinen Einfluss auf die Situation in der Vater-Kind-Dyade nehmen. Diese Konstellation findet ihre extremste Ausformung im sexuellen Missbrauch des Kindes.

In der gegen den Dritten abgeschlossenen Mutter-Kind-Dyade wird der väterliche Dritte als potenzieller Retter herbeigesehnt oder aber als bedrohlicher Eindringling gefürchtet, der die Mutter-Kind-Dyade bedroht. In einer ambivalenten Haltung sind sogar beide gegensätzlichen Einstellungen möglich. Theoretisch und therapeutisch wird meist zu sehr auf die Mutter als »symbiotisch-bindend« fokussiert und der Beitrag des Vaters übersehen. In manchen Fällen nimmt auch das Kind selbst Abstand zu einem Elternteil, um einen unerträglichen Loyalitätskonflikt zwischen den Eltern zu lösen. Blasse Vaterrepräsentanzen bei erwachsenen Patienten können aber auch ein Ergebnis von Abwehrprozessen sein, um die Beziehung zur Mutter zu schützen. Nach der Bearbeitung der Beziehung zur Mutter wird dann in der Therapie die Vaterrepräsentanz kräftiger und konturierter, was zu einer weiteren Veränderung der Mutterrepräsentanz führt (Grieser, 1998).

Wenn sich zwei Personen aus verschiedenen Generationen (oder in Institutionen aus verschiedenen hierarchischen Ebenen) gegen eine dritte verbünden und diese Koalition verleugnen und auch bei Nachfragen dementieren, spricht der Familientherapeut Jay Haley (1977) von einer »perversen Triade«.

Die Verbindung zwischen zwei Polen im Dreieck ist unterbrochen

Wenn die Eltern nicht mehr miteinander kommunizieren, dann ist das Kind der Pol, der die innerlich oder äußerlich getrennten Eltern verbindet. Das Kind befindet sich im Loyalitätskonflikt zwischen den beiden, weil die Hinwendung zum einen den Verlust des anderen zu bedeuten scheint und weil das Kind beim einen Elternteil kein positives Bild vom anderen antreffen kann.

In einer anderen Variante dieser Konstellation zweier verbundener Dyaden, die aber kein Dreieck ergeben, ist das Kind nur mit einem Elternteil verbunden, dieser aber mit dem anderen, wobei das Kind keinen eigenen Zugang zum Dritten hat. Dies ist die Triade früherer patriarchalischer Kommunikation in der Familie: Das Kind spricht mit der Mutter, die Mutter mit dem Vater, der entscheidet, und die Mutter übermittelt die Entscheidung dem Kind – immerhin wird hier der Vater eindeutig durch die Mutter repräsentiert.

Auch Stiefelternsituationen sind oft nach diesem Schema organisiert: Der Stiefelternteil lebt in der Familie als neuer Partner des Elternteils, soll sich aber nicht in die Erziehung des Kindes einmischen. Häufig wird von den Eltern die Rollenverteilung explizit so vereinbart. Aber auch das Kind selbst verhält sich aus seiner Loyalität zum anderen Elternteil heraus dem neuen Stiefelternteil gegenüber zunächst einmal reserviert.

Das Kind in der Position des ausgeschlossenen Dritten

In dieser Variante ist die Elterndyade gegen das Kind abgeschlossen. Die Eltern sind in ihren narzisstisch-dyadischen Wünschen oder Konflikten ganz aufeinander ausgerichtet, ein emotionaler Zugang zum Kind fehlt ihnen. Dies ist die Situation des unerwünschten oder nur aus äußerlichen Gründen gewünschten Kindes, dem es nicht gelingt, seine Eltern dazu zu verführen, es affektiv zu besetzen, oder jenes Kindes, das vom Elternpaar zur Stabilisierung ihrer Beziehung in der Sündenbockrolle »trianguliert« wird. Das Kind wird als überflüssig und störend erlebt, es wird in der Kinderkrippe vergessen oder kommt im Extremfall durch Vernachlässigung oder Gewaltanwendung zu Tode.

Die Triade ist gegen die Außenwelt abgeschlossen

Je mehr sich eine Triade gegen die Außenwelt abschottet, die Triangulierung mit der außerfamiliären Realität vermeidet, desto schwieriger wird die Ablösung des Kindes in diese Außenwelt. Die stark nach innen orientierte Familie kann die Tendenz haben, ihre familiäre Eigenwelt gegen die Normen, Gesetze und Werte der Außenwelt abzugrenzen. Gelten in der Familie Gesetze der Außenwelt nicht, entwickelt sich eine inzestuöse und in Bezug auf die außerfamiliäre Realität »verrückte« innerfamiliäre Realität.

Dies kann dann zu Interventionen staatlicher Machtorgane als »feindliche« Dritte führen, wenn etwa im behördlichen Auftrag dafür gesorgt werden muss, dass ein Kind angemeldet, beschult oder einer lebensnotwendigen medizinischen Behandlung zugeführt wird. Teilt die Familie zentrale Normen und Werte nicht mit der Kultur, jedoch mit einigen anderen Gleichgesinnten, handelt es sich um eine sektenartige Struktur, die auch aktiv die Ablösung ihrer Mitglieder in die als fremd und feindlich erlebte Außenwelt verhindert.

Die Zerstörung des Dritten und der Triangularität

Hier geht es darum, die Triangularität von Beziehung und psychischem Raum überhaupt zu zerstören, um unerträgliche Gedanken und Gefühle von sich fernzuhalten. Gedanken und Affekte können nicht ausgehalten werden, weil sie Unterschiedensein bedeuten, was mit Ausgeschlossensein von den Beziehungen der anderen gleichgesetzt wird, die deshalb bekämpft werden müssen.

Günter Seidler (1994) beschreibt diese Unfähigkeit, Differenzen und Reflexivität auszuhalten, unter dem Titel *Der Sog in die Monade: Die Elimination der »dritten Position«* als destruktiven Narzissmus, der sich in Verachtung, Zynismus, Entwertung und Gewalt äußert, um alles Fremde und Besondere zu egalisieren, und das Denken gleich mit. In einem seiner Fallbeispiele erschlägt ein Mann seine Freundin, weil er sich von ihr gekränkt fühlte: »Da habe ich sie einfach platt gemacht« (S. 12).

Grenzen, Regeln und Normen wurden nicht internalisiert, sondern werden außerhalb der eigenen Person gesucht und dort zerstört. Da mit der Vernichtung des »unterscheidbaren Anderen« (S. 19) auch die Grundlage für die eigene Identität zerstört wird, muss paradoxerweise sofort wieder »ein fremdes Gegenüber« erschaffen werden, das dann abermals zerstört werden muss. Sofern diese Menschen überhaupt in der Lage sind, eine Psychotherapie auszuhalten, erleben sie sich vom Therapeuten jeweils gerade dann bedroht und beginnen ihn und die Therapie zu bekämpfen, wenn Empfindung, Verstehen und Mentalisierung möglich werden.

Der Körper als Dritter

Im Abschnitt über die psychosomatische Triangulierung habe ich gezeigt, dass sich das Kind den eigenen Körper erst einmal aneignen und aus der symbiotischen Verbindung mit der Mutter herauslösen muss. Dem Körper, den Körperteilen, -organen oder -symptomen kann aber auch die Funktion von etwas Drittem zukommen, über das man in Beziehung sein, sich abgrenzen und triangulieren kann, wie in den gutartigen Körpermodifikationen der Adoleszenz.

Anknüpfend an die Erfahrung, dass der Körper früher schon

einmal der Dritte in der Beziehung war, können auch später der Körper oder Körpersymptome für einen Dritten stehen, oft identifikatorisch, wenn etwa die Bauchschmerzen der Tochter auf die Bauchoperation des Vaters verweisen. Über Körpersymptome können auch reale Beziehungen hergestellt werden, zur pflegenden Mutter oder zum Arzt, der damit die Chance bekommt, sich als triangulierender Dritter ins Spiel zu bringen.

Bei psychosomatischen Patienten wird häufig das Fehlen oder die Blässe der Vaterrepräsentanz beschrieben. Auch hatten sie oft kein Übergangsobjekt ausgebildet und keine deutliche Trotzphase, in der das »Nein« als Abgrenzung gegen das Objekt erprobt wurde. Wenn der Dritte nicht da ist, so hat man doch immer den Körper bei sich und kann ihn als Übergangsobjekt oder Dritten besetzen.

Die Qualität der Körperverwendung reicht von reinen Entspannungsreaktionen mit »einem dumpfen, archaischen Körpererleben und entsprechenden automatischen Reaktionen bis hin zu hochsymbolischen Darstellungen des Körpers und seiner Teile sowie Aktivitäten und Handlungen mit ihnen von Symbolqualität« (Hirsch, 1989, S. 29). Neurotische Störungen werden im Dreieck *Kind – Mutter – Vater* dargestellt, psychosomatische Störungen im Dreieck *Selbst – Objekt – Körper.*

Psychodynamik

Auf der Grundlage seiner in der Entwicklung erworbenen psychischen Struktur versucht der Mensch seine Triebwünsche und narzisstischen Bedürfnisse mit den Anforderungen der Realität in Einklang zu bringen und zu verwirklichen, wobei er unvermeidlich in Konflikte gerät. Nicht gelöste Entwicklungsaufgaben hinterlassen strukturelle Defizite und Fixierungen, die die Gestaltung und die Verarbeitungsmöglichkeiten der Konflikte prägen. Bei einer deutlichen ich-strukturellen Pathologie mit symbiotischen und psychotischen Anteilen kann man davon sprechen, dass der »Aufbau einer daseinsordnenden strukturalen Triade verunmöglicht« (Lang, 2011, S. 166) wurde.

Das Vorherrschen dyadischer Phänomene kann als Ausdruck einer strukturellen »Fixierung in der Dyade« (König, 1995) oder aber als Abwehr von Triangulierungskonflikten interpretiert werden. Scheinbar dyadische Konflikte können triadische Konflikte abwehren und umgekehrt. Eine konfliktorientierte Formulierung wäre etwa, dass Konflikte, insbesondere ödipaler Natur, die mit Rivalität, Konkurrenz, Selbstbehauptung, Erfüllung von eigenen Wünschen und der Entthronung der Elternfiguren zu tun haben, abgewehrt werden können durch ein Verharren auf dyadischen Positionen oder die Regression auf dyadische Themen, die beispielsweise um Anerkennung oder Versorgung kreisen.

Oft werden sogenannte »frühe« oder »präödipale« Probleme als symbiotische oder dyadische Konflikte interpretiert und nicht als Ausdruck eines abgewehrten triadischen Konflikts, in dem es um die misslingende Suche nach einem Dritten geht. Anstelle von triadischer Eifersucht wird hier dann zum Beispiel Neid in der Dyade thematisiert oder ein Konflikt um Nähe und Distanz, ohne den Blick auf die Konflikte auszuweiten, die mit den Wünschen nach einem Dritten verknüpft sind. »Das Dyadische wehrt dabei das Triadische ab. Das Umgekehrte gilt ebenfalls, doch wird die Möglichkeit, dass scheinbar Ödipales tiefe dyadische Bindungsproblematik verberge, bereitwillig anerkannt und ist nicht sonderlich verdrängt« (Wurmser, 2006, S. 5), wie bei den pseudoödipalen Triangulierungskonflikten, auf die ich im übernächsten Abschnitt eingehen werde.

Die (frühe) Triangulierungsstörung – die unstillbare Sehnsucht nach dem Anderen

Mit der »Triangulierungsstörung« hat Michael Ermann (1995) eine diagnostische Kategorie eingeführt, die die typischen, mit der frühen Triangulierung einhergehenden Konflikte umfasst und vom ödipalen Konflikt abgegrenzt (siehe Tabelle 2). Genau genommen müsste man von der »präödipalen« oder »frühen Triangulierungsstörung« in Abgrenzung von der »ödipalen Triangulierungsstörung« sprechen.

Die Triangulierungsstörung ist im Kern ein Identitäts- und Loyalitätskonflikt in einer Dreierkonstellation, der nicht gelöst werden kann, weil in der frühen Triangulierung nicht erlebt werden konnte, dass die Hinwendung zum Vater ohne Verlust der Beziehung zur Mutter möglich gewesen wäre, was auch die Ablösung von der Mutter verhinderte. Die Hinwendung zum einen Elternteil drohte die Beziehung zum anderen zu zerstören. Die daraus resultierende Fixierung auf den ungelösten Konflikt der frühen Triangulierung »bewirkt heftige Ressentiments gegenüber der Mutter, die verdrängt werden, und einen verleugneten Hass gegenüber der ›festhaltenden‹ Beziehung zu ihr. In dieser Konstellation entsteht, verbunden mit Angst vor Liebesverlust, die Neigung, Bedürfnisse nach Selbständigkeit mit Schuldgefühlen zu beantworten« (ebd., S. 59).

Weil damals die Beziehung zu beiden Eltern mitsamt der Beziehung zwischen den Eltern nicht aufrechterhalten und internalisiert werden konnte, ist es auch heute nicht möglich, »eigene Wege zu gehen und seine eigene Identität zu verwirklichen. Insofern ist der Triangulierungskonflikt ein Abkömmling des Grundkonfliktes der Identität« (ebd.).

	Präödipal	**Ödipal**
Disposition	Fixierung in der Triangulierung	Fixierung im Ödipus-Konflikt
Zentraler Konflikt	Loyalitätskonflikt	Rivalitätskonflikt
Ich-Organisation	Stabile, reife Ich-Organisation: Integration, Differenzierung, Konstanz	
Trieberleben	Anal-aggressiv, phallisch-narzisstisch	Phallisch-narzisstisch, genital
Vorherrschende Abwehr	• Verdrängungsabwehr: Verdrängung, Verleugnung, Reaktionsbildung, Ungeschehenmachen, Sublimierung • Regression als Konfliktabwehr	
Zentrale Ängste	Liebesverlust	Gewissensangst
Selbst- und Objekt-Repräsentanzen	Gut integrierte, differenzierte, realistische Vorstellungswelt	
Beziehungsstruktur	Triadisch	Triangulär
Objektverwendung	Alternatives Objekt	Liebesobjekt
Beziehungsthema	Vatersehnsucht	Ringen um reife Identität

Tabelle 2: Frühe Triangulierung und ödipaler Konflikt (Ermann, 1995, S. 112)

Weitere typische Symptome sind Entscheidungsschwierigkeiten, das Gefühl, ausgeschlossen zu sein, oder sich selbst auszuschließen sowie Trennungsängste. Solche Patientinnen und Patienten leiden an dem Wunsch, ihre bestehende Beziehungs- oder Lebenssituation zu verändern, sie aufzubrechen, und an einer unerfüllten Sehnsucht nach einer anderen Beziehung, die sie dringend realisieren können müssten, um sich lebendig und vollständig zu fühlen. Weil dies nicht möglich ist, fühlen sie sich von dieser idealisierten anderen Beziehung ausgeschlossen und wie Gefangene ihrer realen Beziehung, unfrei und chronisch unzufrieden. Sie leiden nicht, wie in der ödipalen Situation, an Schuldgefühlen, sondern an Verlustängsten.

Diese Sehnsucht nach anderen Beziehungen ist das Erbe der unerfüllten Sehnsucht nach dem väterlichen Dritten der frühen Triangulierung, dem man sich hätte zuwenden können, ohne die Mutter zu enttäuschen oder zu »verraten«. Die Sehnsucht nach einem idealisierten, noch zu findenden Dritten ist eine stete Quelle der Unzufriedenheit mit der bestehenden Beziehung und von ambivalenten Einstellungen gegenüber dem Partner, den Freunden oder dem Beruf.

Die Fantasien über ein idealisiertes alternatives Objekt können abgewehrt sein wie bei depressiven Patienten, die oft die Bedeutung des abwesenden Elternteils herabsetzen, insgeheim aber doch mit diesem identifiziert sind, und zwar insbesondere mit dem Aspekt seiner Abwesenheit. In der Fantasie vaterloser Kinder »spielt der Vater gleichwohl eine starke Rolle: als Nicht-Existenter. Das Vaterbild ist sehr lebendig und wirksam, aber verleugnet« (Will et al., 1998, S. 84). Die Fantasie vom abwesenden Vater markiert den Ort des ersehnten Dritten und hält zugleich den gefürchteten Dritten fern; eine Kompromissbildung, die beides, die Regression hin zur Mutter-Imago und zugleich den Verlust der dyadischen Beziehung zu ihr, zu verhindern vermag.

Solche fantasierten Beziehungen können bestimmte Menschen sehr intensiv in Anspruch nehmen, weil sie mit diesen idealisierenden Phantombeziehungen eine triangulierte Distanz in ihren realen Beziehungen aufrechterhalten und damit die manifeste Depression abwehren können. Der mit seiner Fantasiebeziehung beschäftigte Mensch wird vielleicht von seinem realen Partner als teilweise abwesend erlebt – wie das dritte Objekt, mit dem er sich identifiziert –, doch dient diese Beziehungsfantasie zu einem Dritten schlussendlich dem Schutz der realen Beziehung.

So kann in einer Paarbeziehung die fantasierte Beziehung zu einem anderen Liebesobjekt als dem realen Partner die Funktion haben, Nähe und Distanz in der Paarbeziehung zu regulieren und damit deren Bestand zu garantieren. Dies sogar dann, wenn eine solche Beziehungsfantasie in Form eines Seitensprunges ausagiert wird. Doch meistens bleiben solche geheimen Beziehungsfantasien von der Realität abgespalten, was die darin aufgehobene Sehnsucht nach dyadischer Spiegelung und Anerkennung als in der realen Lebenswelt nicht erfüllbar erscheinen lässt. Als stabile innere Repräsentanz können solche Fantasien über ideale Partner die vakante Funktion übernehmen, die eigentlich einem triangulierenden Dritten zukäme.

Diese Dynamik ist beispielhaft in Haruki Murakamis Roman *Südlich der Grenze, westlich der Sonne* (1992) dargestellt, wo der Protagonist neben seiner Ehe die Sehnsucht nach seiner verflossenen Jugendliebe pflegt und zunehmend zu einer halluzinierten Liebesbeziehung ausgestaltet. Hintergrund dafür sind auch hier wieder mangelhaft ausgeprägte Repräsentanzen insbesondere männlicher Dritter. In seiner literarischen Gestaltung vermittelt Murakami dem Leser meisterlich die für die dyadische Einengung des Erlebens typische Stimmung, die als ein sehnsuchtsvoller Sog auch den Leser in seinen Bann zieht.

Das Phänomen, dass Beziehungen ersehnt und zugleich aus ihnen hinaus zu einer nächsten geflohen wird, hat oft weniger mit ödipalen Fixierungen oder Hemmungen zu tun als vielmehr mit der Suche nach einem die Realität des eigenen Selbsterlebens sichernden Anderen im Gegensatz zur drohenden Auslöschung der Existenz in der Verschmelzung mit einem Partner. Die Anziehung durch den Partner kann als bedrohlich erlebt werden, weil sie in eine symbiotische Nähe führt; dagegen hilft, dessen »Attraktivität« zu reduzieren, was zum Verlust des Interesses am Partner oder zu ständiger kritischer Abwertung führen kann. Im Extremfall kann es sicherer sein, sich gar nicht zu verlieben.

Tief verankerte und emotional besetzte Beziehungsimagines von Patienten können als ein triangulierendes Drittes fungieren und müssen deshalb auch gegen den therapeutischen Prozess verteidigt werden. Dies gilt nicht nur für positiv, sondern auch für negativ besetzte Objektvorstellungen, etwa schreckliche Erfahrungen von Verlust und Traumatisierung, die zu hochbesetzten und für das bisherige Leben und die Identität des Patienten bedeutsamen Introjekten wurden.

Die innere Erfahrung von Verlust ist genauso Teil einer Objektbeziehungsrepräsentanz wie das Begehren, und deshalb kann auch das Verlustgefühl als zentrale Beziehungserfahrung des Patienten die Beziehung zum Therapeuten triangulieren, was paradoxerweise bei zunehmendem Erfolg der Therapie zu einer negativen therapeutischen Reaktion führen kann: Würde sich die Wunde schließen, der Verlust oder das Trauma wirklich betrauert und dadurch zu Vergangenheit werden, stünde es auch nicht mehr als Drittes in der Beziehung zum Therapeuten zur Verfügung, weshalb dieser vorübergehend in die Position eines dyadischen Zweiten geraten könnte und Verschmelzungsgefahren und -aggressionen ihm gegenüber drohen.

Deshalb ist die Schwierigkeit des Übergangs, wenn das traumatische Introjekt eigentlich aufgegeben werden könnte, auch ein Problem des Wechsels von Not-Triangulierungen mit pathogenem Charakter hin zu neuen Triangulierungen, die unter dem Schatten der früheren Erfahrungen jedoch noch zu wenig sicher erscheinen.

Ödipale und pseudoödipale Triangulierungskonflikte

Beim ödipalen Konflikt steht der Wunsch im Zentrum, ein begehrtes Objekt zu erobern oder, allgemeiner, ein Ziel zu erreichen, und die Bereitschaft, dafür mit potenziellen Rivalen in Konkurrenz zu treten. Zu einer Neurose kommt es, wenn Angst vor Zurückweisung und Beschämung oder Schuldgefühle die erfolgreiche Verfolgung dieser phallischen Wünsche verhindern. Der (oder die) Dritte wird als übermächtig und bedrohlich erlebt; ein Sieg über ihn (oder sie) erscheint aufgrund der eigenen Unterlegenheit oder einer zu befürchtenden Konsequenz, die als symbolische »Kastration« fantasiert wird, unmöglich.

Alle Verzerrungen in der Eltern-Kind-Triade können die ödipalen Konflikte verschärfen. Gegenüber einem schwachen oder abwesenden Vater kann sich das Mädchen nicht als begehrt erleben, und der Sohn fühlt sich als ödipaler Sieger, ohne wirklich einen ernst zu nehmenden Gegner gehabt zu haben, was seine Schuldgefühle fixiert oder die Illusion nährt, auch später ohne Anstrengung zum Erfolg kommen zu können. War die Identifikation mit der Weiblichkeit der Mutter und ihrem sexuellen Begehren gegenüber dem Vater oder der Männlichkeit des Vaters und seinem Begehren gegenüber der Mutter nicht möglich, erlebt sich die Patientin oder der Patient als phallisch schlecht ausgerüstet und nicht konkurrenzfähig. Auch die unangemessene ödipale Stimulation durch die Eltern kann zu Fixierungen im ödipalen Triangulierungskonflikt führen.

Häufiger als mit ödipalen Konflikten in ihrer »reifen« Form haben wir es jedoch mit Konflikten der frühen Triangulierung zu tun, die sich als pseudoödipales Geschehen inszenieren, um durch die phallisch-narzisstische Aufladung der Beziehungen den Dritten der frühen Triangulierung für sich zu gewinnen und so der dyadischen Einschließung in der Beziehung zur primären Bezugsperson zu entkommen. Christa Rohde-Dachser spricht vom »strategischen Ödipuskomplex« (1987, S. 796).

Das zunächst phallisch-narzisstisch wirkende Auftreten solcher Patienten führt zu einem Missverständnis, einer Sprachverwirrung, wie sie Sándor Ferenczi (1932) für die Missbrauchsbeziehung zwischen Erwachsenem und Kind beschrieb: Der Erwachsene, Partner oder Therapeut fühlt sich erotisch umworben und verführt und antwortet ebenfalls verführend auf der phallisch-genitalen Ebene, statt zu verstehen, dass der andere ihn »nur« als triangulierenden Dritten braucht, um sich aus einer dyadischen Beziehung zu lösen. Damit versagt er als triangulierender Dritter und wird zum inzestuösen Objekt.

Ute Rupprecht-Schampera (1997) beschreibt diese Suche nach der Zuwendung eines Dritten durch sexualisierte Verführung als den Grundmechanismus der hysterischen Symptombildung bei der Frau. Im Gegensatz zu dieser Interpretation der hysterischen Sexualisierung als progressiven Schritt Richtung Triangulierung sieht Christa Rohde-Dachser darin gerade den Versuch, die Triangulierung zu vermeiden. Hat die Frau – meist schon als Mädchen – einmal entdeckt, dass sie mit ihrer weiblichen Attraktivität oder ihren spezifischen weiblichen »Schwächen« die Zuwendung der Männer und Macht über diese gewinnen kann, so kann sie damit den Entwicklungsschritt hin zu wirklicher Triangulierung, ödipaler Konkurrenz und wirklichem sexuellen Erleben vermeiden, »um sich stattdessen in einem hysterischen Zwischenreich einzurichten, in dem die eigene Omnipotenz aufrechterhalten werden kann und alles möglich bleibt« (Rohde-Dachser, 2008, S. 349). Damit wird die Anerkennung der Realität, dass eine vollständige Wunscherfüllung nicht möglich ist, vermieden und der »Schritt in die symbolische Ordnung wird deshalb nur halb vollzogen« (ebd., S. 334).

Führt die hysterische Lösung die Frau tatsächlich ein Stück weit aus der frühen Dyade zur Mutter heraus, so ist dies bei der männlichen Hysterie komplizierter. Wie die weibliche Hysterikerin nimmt auch der Mann eine narzisstische Überbesetzung des eigenen Körpers vor, doch nicht, um damit einen realen Dritten für sich zu gewinnen, sondern er macht seinen phallisch aufgeladenen Körper selbst zum idealisierten Dritten, mit dem er der regressiv-bedrohlichen Nähe zur Mutter in einer »Nottriangulierung mit seiner eigenen Person« (Rupprecht-Schampera, 1997, S. 650) zu entkommen versucht. Verkompliziert wird seine Situation, wenn die Mutter ihrerseits ihren Sohn als phallisches Objekt, als ihren Phallus erlebt und überbesetzt.

So wie die Frau das triangulierende Väterliche über die Liebesbeziehung im Mann suchen kann, so kann auch der Mann den väterlichen Phallus in der Frau suchen. Otto Fenichel formulierte den Gedanken, dass das Mädchen wohl darum den Penis des Vaters im Leibe der Mutter vermute, »weil zur präödipalen Zeit die Mutter das einzig wesentliche Objekt ist« (Fenichel, 1935, S. 156f.) – was Fenichel noch nicht als Artefakt der familiären Organisation und Erziehungsideologie seiner Zeit reflektieren konnte.

Doch wenn das – aus welchem Grund auch immer – vaterlose Mädchen »die Gewohnheit hat, alles, was es fordert, von der Mutter zu fordern«, so trifft dies genauso auf den in der präödipalen Zeit mit der Mutter alleingelassenen Jungen zu. Älter geworden, kann er dann den väterlichen Phallus in der Frau suchen, die er sexuell begehrt, auf ähnliche Weise wie sich das Kind in der ödipalen »Kostümprobe« auf das Männlich-Väterliche in der Mutter bezieht. Diese Idee, den väterlichen Phallus in der Frau zu finden, ist auch ein unbewusster Anteil der adoleszenten Fantasie, dass der Sex mit einer Frau den Mann richtig zum Mann machen würde.

In einer weiteren Variante hysterisch-pseudoödipaler Triangulierung setzt sich der Patient beziehungsweise die Patientin unbewusst abwechselnd an die Stelle des Vaters oder der Mutter und identifiziert sich mit der vorgestellten sexuellen Erregtheit der Eltern, statt diesen ihre Paarbeziehung selbst zu überlassen. Der Patient beziehungsweise die Patientin malt sich aus, was in der sexuellen Vereinigung der Eltern passiert, »und greift dazu auf seine eigenen, infantil-sexuellen Wünsche und Phantasien zurück. Was dabei entsteht, ist ein erregendes inneres Theater, das die innere Leere füllt, die die Abwesenheit der Mutter hinterlässt, und Sicherheit und Struktur verleiht« (Rohde-Dachser, 2008, S. 350). Mit dieser wechselweisen Einnahme der mütterlichen und der väterlichen Position kann der Patient sowohl die Abwesenheit des Vaters als auch der Mutter verhindern.

Die Borderline-Triade – zwischen Gut und Böse

Kann ein Mensch seine Erfahrungen nicht in Vorstellungen und Fantasien symbolisch repräsentieren und auf der Basis der depressiven Position integrieren, so bleibt ihm auf dem Borderline-Strukturniveau die Möglichkeit, einen Teil der in Gut und Böse aufgespaltenen Inhalte projektiv in eine andere Person auszulagern. Weil der psychische Raum des Borderline-Patienten »unter dem Eindruck unerträglicher Emotionen zu bersten droht, werden Teile davon nach außen verlagert und gewaltsam in ein Objekt hineingezwängt« (Weiß, 2009, S. 47). Wenn die Verbindung mit den abgespaltenen Selbstanteilen verloren geht, fällt es den Patientinnen und Patienten schwer, »zwischen dem eigenen inneren Raum, der äußeren Realität und dem inneren Raum anderer Menschen zu differenzieren« (ebd.).

In der Borderline-Triade werden die anderen Menschen polarisiert als gut oder böse erlebt, wobei die Positionen auch schnell wechseln können. Es gibt keine Ganzobjekte mit integrierten guten und bösen Eigenschaften. Mutter und Vater sind zwar in einer triadischen Struktur repräsentiert, doch anders als in einer besser strukturierten Triade »sind es weder die Geschlechtsunterschiede noch ihre Funktionen, die diese beiden Objekte zutiefst voneinander unterscheiden« (Green, 1975, S. 515), sondern das eine ist gut und das andere böse oder das eine ist nicht existent und verloren und das andere ist omnipräsent. Die Beziehung zwischen den Eltern wird nicht wahrgenommen oder mit verzerrten sexualisierten und aggressiven Fantasien ausgestaltet.

Obwohl die Objektwelt des Borderline-Patienten dyadisch erscheint, kann man sie auch als eine triadische betrachten, wenn man sieht, dass seine Welt aus einem schlechten anwesenden und einem guten abwesenden Objekt – oder umgekehrt – besteht. Das gute Objekt scheint »niemals genügend dauerhaft präsent; auf der anderen Seite ist das schlechte Objekt immer zudringlich und verschwindet nur für einen kurzen Aufschub. Man versteht demnach, daß es sich um eine Dreiecksbeziehung handelt, die auf einer Beziehung zwischen dem Subjekt und zwei symmetrisch entgegengesetzten Objekten, die nur eines darstellen, gründet« (Green, 1975, S. 516) – eine kleine Fallvignette im später folgenden Kapitel »Sprechen und Verstehen als triangulierendes Tun« zeigt, wie mit einer solchen Borderline-Triade in der Übertragung auf den Therapeuten umgegangen werden kann.

In der Depression herrscht die Unerreichbarkeit des guten (Teil-)Objekts vor, im wahnhaften Beeinflussungsgefühl die »beherrschende Präsenz« des schlechten (Teil-)Objekts. Weil, wie wir schon beim Übergangsobjekt gesehen hatten, eine Lücke, die Leerstelle einer vorübergehenden Abwesenheit, nötig ist, damit ein Symbol gebildet werden kann, können im Borderline-Modus weder das abwesende gute Objekt noch das intrusive, überpräsente böse Objekt symbolisch repräsentiert werden, das eine wegen seiner totalen Abwesenheit, das andere wegen seiner totalen Anwesenheit. Daraus resultieren auch Denkstörungen, die als »Lähmung des Denkens«, »Gefühl der Leere im Kopf« erlebt werden.

Gelingt es dem Borderline-Patienten, eine Beziehung zu einem guten Objekt aufzubauen, so wird dieses schnell als omnipräsent erlebt und deshalb bedrohlich, was zur Trennung führen muss. Die Beziehung kann jedoch stabilisiert werden, wenn sich der Patient mit dem Partner gegen einen Dritten verbünden kann, der für das auf diese Weise abgewehrte Böse steht.

Die Verwerfung des Dritten in der Psychose

Die psychotische Persönlichkeitsorganisation ist durch strukturelle »Probleme der Selbst-Objekt-Differenzierung sowie der Triangulierung und Symbolisierung« (Müller, 2001, S. 36) geprägt, drei Themen, die in der Theorie der Triangulierung miteinander verflochten sind. In der Psychose trägt das Symbolische nicht mehr, die Sprache zerfällt, der Überstieg in die mit den anderen Menschen geteilte gemeinsame Welt misslingt.

Die projektive Entäußerung des Dritten in die Außenwelt wird in der Psychose noch weiter getrieben als in der Borderline-Triade, nämlich in Form einer radikalen Verwerfung der Repräsentanz des »väterlichen Dritten«, die dann nicht mal mehr durch eine gute oder böse Teil-Objekt-Vorstellung besetzt, sondern leer ist.

Jacques Lacan (1966) hatte den Abwehrmechanismus der Verwerfung beschrieben und damit an eine frühe Formulierung Freuds angeknüpft: »Es gibt nun eine weit energischere und erfolgreichere Art der Abwehr, die darin besteht, daß das Ich die unerträgliche Vorstellung mitsamt ihrem Affekt verwirft und sich so benimmt, als ob die Vorstellung nie an das Ich herangetreten wäre« (Freud, 1894a, S. 72). Freud hatte diesen Vorgang später am Beispiel der Wahnproduktionen des Gerichtspräsidenten Schreber beschrieben, die er als in die Außenwelt verworfene und im Versuch der Selbstheilung als Wahn rekonstruierte Inhalte interpretierte. In der Paranoia erlebte Schreber, dass das, was er nicht in seinem psychischen Innenraum symbolisieren und aushalten konnte, »von außen wiederkehrt« (Freud, 1911c, S. 194).

> Eine Patientin läuft entweder aus der Stunde davon oder reißt das Fenster auf und spricht lautstark hinaus zu Gott, wenn ihr das Gespräch mit dem Therapeuten unerträglich wird. Auch in Bus und Straßenbahn predigt sie erregt gegen Personen an, die ihr bedrängend erscheinen. Die Patientin ist allein mit der Mutter aufgewachsen, von deren Fürsorge sie sich heute ebenfalls bedrängt fühlt.
>
> Mithilfe der therapeutischen Beziehung hat sie einen prekären Abstand zur Mutter errichtet, sucht dann aber ihr Heil in einer symbiotischen Beziehung zu einem Mann, von dem sie sich schlecht behandeln

> und ausnutzen lässt. Immer wieder trennt sie sich von diesem, um sich dann erneut mit ihm einzulassen. Wenn der Therapeut das Elend dieser sadomasochistischen Kollusion, das die Patientin ihm immer schildert, nicht erträgt und sie auf Möglichkeiten hinweist, wie sie sich Hilfe holen und etwas ändern könnte, etwa bei Beratungsstellen oder der Polizei, dann hält sie es mit dem Therapeuten nicht mehr aus und beginnt laut zu werden und von Gott zu predigen. Nur dieser scheint ein möglicher Repräsentant des Gesetzes zu sein, eine omnipotente, aber doch auch abwesende Vater-Imago.

Wenn Lacan vom »Mißlingen der Vatermetapher« (Lacan, 1966, S. 108) in der Psychose spricht, meint er damit, dass die symbolische Ordnung als das die Mutter-Kind-Dyade, aber auch die Vater-Kind-Dyade triangulierende Prinzip nicht wirksam zur Verfügung steht. Entweder wurde das Dritte in der Mutter-Kind-Dyade nicht sicher verankert oder der Vater behandelte sein Kind aus einer narzisstischen Allmachtsposition heraus so, als ob er der oberste Gesetzgeber wäre und nicht selbst einer übergeordneten kulturellen Ordnung unterworfen wäre. Damit hat das Kind keinen eigenen Zugang zu der seine Beziehungen triangulierenden symbolischen Ordnung, was sich im Verlust des Realitätsbezugs in der Psychose zeigt.

Sexueller und narzisstischer Missbrauch oder fortgesetzte Misshandlung sind Beispiele für Beziehungserfahrungen, in denen sich jemand so total eines Kindes bemächtigt, dass kein Raum mehr für Dritte oder trianguläre Strukturen bleibt und somit auch keine Symbolisierung und psychische Repräsentation möglich ist. So läuft »es am Ende auf dasselbe hinaus, ob der Vater ›fehlte‹ und so der Präpsychotische in der Mutter-Kind-Relation fixiert blieb oder der Vater den späteren Patienten in der Beziehung zu sich erstarren ließ. Im einen wie im anderen Fall wird der Aufbau einer Daseinsordnung in einer strukturalen Triade verunmöglicht« (Lang, 1999, S. 69).

In der Psychose wird die Schwachstelle im Symbolischen virulent; die psychische Struktur ist besonders gefährdet und bricht ein, wenn das Ich von Entwicklungsaufgaben gefordert wird, bei denen die Bezugnahme auf Repräsentanzen des Dritten, wie die des Vaters oder die des mit den Anderen geteilten Symbolischen, besonders wichtig sind. Dies ist am Übergang von der Adoleszenz ins Erwachsenenalter der Fall, wo das psychische Gleichgewicht nicht nur unter dem Druck der körperlichen Veränderungen und der sexuellen Verschmelzungswünsche bedroht ist, sondern Eingriffe der gesellschaftlichen Ordnung in das Leben des Jugendlichen bewältigt werden müssen wie Berufsausbildung, Militärdienst oder dann später der Übergang zur eigenen Familiengründung und Elternschaft.

Leben die Mütter und Väter noch, so beschränkt sich auch bei erwachsenen Patienten die therapeutische Veränderungsarbeit nicht darauf, die Vorstellungen, die er mitbringt, nur in der Therapie zu bearbeiten, sondern er wird diese auch in die real gelebte Beziehung zu den Eltern einbringen und diese damit auch tatsächlich verändern. Diese reale Triadifizierung mit den realen Bezugspersonen (auch Partner, Kinder, Freunde, Vorgesetzte etc.) herzustellen, kann entscheidend sein, wie in folgendem Fallbeispiel von Hermann Lang (2011, S. 246) zu sehen ist:

> Ein junger schizophrener Patient mit einer überengagierten Mutter entwickelt trotz Langzeitmedikation immer wieder wahnhafte Zustände, die monströse Überväter zum Inhalt haben. Die Beziehung zum realen Vater hingegen ist von gegenseitiger Ablehnung und auch von Eifersucht gekennzeichnet; gegenüber den im Wahn auftretenden Übervätern stellt der reale Vater eine verachtenswerte Erscheinung dar.
>
> »Erst als es in mühseliger Kleinarbeit sowohl in Einzel- als auch in Familiengesprächen gelingt, vom Vater mehr Verständnis für den psychotischen Sohn zu gewinnen und zugleich das Interesse des Sohnes für den realen Vater zu wecken«, sodass der Sohn den Vater bei seiner Tätigkeit begleiten kann, »sie schließlich mit ausführt und sich so mit ihm quasi identifizieren kann, bleiben, unter Beibehaltung der Medikation, floride Schübe aus, kann er seine Wahnväter aufgeben – und lockert sich seine problematische Mutterbeziehung«.
>
> Hatte sich der Patient zunächst gegen die Medikation resistent gezeigt, um seine Psychose »haben zu können«, die seine wahnhafte Triangulierung mit den paranoid-gefährlichen Übervätern ermöglichte, so änderte sich die Situation, nachdem die reale Triade mit dem Vater aufgebaut werden konnte.
>
> »Erst als sich seine psychosoziale Situation so geändert hatte, dass sich eine reale Triade zur Kompensation der fehlenden ›strukturalen Triade‹ abzeichnete, der reale Vater auch zum professionellen Vorbild

> werden konnte, war es ihm offensichtlich möglich, unter weiter reduzierter medikamentöser Stütze auf das psychotische ›Coping‹ der ›Wahnmetapher‹ (Lacan 1966) einer imaginären Triangulierung zu verzichten.«

In der Psychose droht der Mensch den Schutz eines mit den anderen Angehörigen seiner sozialen Gruppe geteilten »semiotischen Himmels« (Sloterdijk, 1998, S. 58), einer gemeinsamen Sinn- und Bedeutungshülle, zu verlieren. Dafür spielen neben defizitären oder traumatischen Beziehungserfahrungen auch konstitutionelle Faktoren eine Rolle. Zwar folgt der Symbolgebrauch des Psychotikers einer Privatlogik und deckt sich nicht mit dem Symbolverständnis der anderen Menschen, doch dient er als Reparaturversuch der Aufrechterhaltung des psychischen Raums.

Die Triangulation des Dritten als Abwehr

Von der »Triangulation eines Dritten« wird in der Sprache der Familientherapie dann gesprochen, wenn dieser in seiner Funktion für die Dyade der beiden anderen eine stabilisierende Rolle spielt und sich deshalb nicht selbst frei entwickeln oder gar ablösen kann. Hier ist der Dritte weniger ein triangulierender als vielmehr ein triangulierter Dritter, ein in seiner Position Gefangener. Einer oder beide in der Dyade benutzen ihn, um ein Problem in der Dyade abzuwehren, zum Beispiel wenn ein Kind mit Schlafstörungen im Bett der Eltern schlafen muss, um zwischen ihnen Intimität und Sexualität zu vermeiden.

Der triangulierte Dritte ist häufig das Kind, das als Symptomträger oder »Sündenbock« die Beziehung der Eltern stabilisiert. Seine Probleme sind der Lebensinhalt eines oder beider Elternteile; würde es sich in der Adoleszenz ablösen, brächen die ungelösten dyadischen Konflikte zwischen den Eltern durch.

Aber auch in späteren Lebensphasen kann die Triangulation eines Dritten als Abwehr benutzt werden, wenn man sich intensiv um die Enkelkinder kümmern muss oder um pflegebedürftige Angehörige. »Durch solche oft selbst verordnete ›Aufopferungen‹ für Dritt-Personen wird die ungelöst sowie sexuell und emotional unerfüllt gebliebene Partnerbeziehung real preisgegeben oder weiter eingeschränkt« (Rosenmayr, 1997, S. 32). Die Triade erstarrt, und die Beziehungen können sich nicht lebendig und mit der Fähigkeit zu Intimität weiterentwickeln.

Pathologische Eifersucht

Der Affekt der Eifersucht bezieht sich auf vorgestellte oder reale Dreierkonstellationen. Sigmund Freud (1922b) unterschied drei Formen, die normale, die projizierte und die wahnhafte Eifersucht:

- In der normalen Eifersucht scheint die geliebte Person an den Dritten verloren zu gehen, was mit Trauer, Kränkung und feindseligen Gefühlen gegen den Rivalen einhergeht.
- In der projizierten Eifersucht wird der eigene Impuls zur Untreue auf den Partner projiziert und damit das mit dem Begehren eines Dritten verbundene Schuldgefühl abgewehrt.
- In der wahnhaften Eifersucht wird ein auf einen gleichgeschlechtlichen Dritten gerichtetes homosexuelles Begehren abgewehrt, indem es auf den Partner projiziert wird; man muss nicht selbst den gleichgeschlechtlichen Dritten lieben, der gegengeschlechtliche Partner tut es für einen – aus der Sicht des Mannes: »*Ich* liebe ihn ja nicht, *sie* liebt ihn« (Freud, 1922b, S. 198).

Ziel der normalen Eifersucht ist in erster Linie, den Verlust des geliebten Menschen zu verhindern, die Liebesbeziehung zu schützen und sich dabei vielleicht auch ein Stück weit der Fantasie von einem Dritten im Bunde hinzugeben. In den beiden anderen Formen werden Beziehungswünsche abgewehrt, die der Beziehung schaden könnten; hier geht es darum, »gerade die Situation, die unbewußt ersehnt wird, zu vermeiden« (Fenichel, 1935, S. 154), weil der Dritte die Beziehung nicht erweitern, sondern bedrohen würde.

Hat man es hingegen mit einer generellen »Intoleranz gegen Dreieckssituationen« (ebd.) als Quelle der Eifersucht zu tun, so befindet man sich in einem Teufelskreis: Je mehr die Beziehung wegen der Intoleranz gegen Dritte mit ausschließlichen und absoluten Liebesansprüchen auf die Dyade eingeengt wird, desto dringlicher wird eigentlich die Öffnung zu Dritten für das Überleben der Dyade. Doch »weil ein Dritter nicht als Befreier aus einer einengenden Dyade, sondern als diese Beziehung zerstörender Rivale erlebt wird« (Ebrecht-Laerman, 2013, S. 561), erscheint dieser umso bedrohlicher, je dringender er gebraucht wird.

Die Eifersuchtstriade kann auch ein paranoid-schizoides Dreieck mit einem guten und einem bösen Teilobjekt sein. »In diesem Dreieck kann Eifersucht als Versuch gewertet werden, die böse Brust auszuschließen, das Böse zu vernichten, um die paranoiden Ängste unter Kontrolle zu bringen« (ebd., S. 574). Oft haben wir es bei der Eifersucht mit pseudoödipalen Fantasien und Beziehungskonstellationen zu tun, in denen es nicht um ödipales Rivalisieren, sondern darum geht, dass entweder das im Dritten lokalisierte Böse zerstört werden soll oder dass dem Beziehungspartner aus destruktivem Neid heraus die gute Beziehung zu einem Dritten nicht gegönnt werden darf, weil der Patient selbst keine gute Beziehung zu einem Dritten haben kann.

Der Mensch mit Verlustangst erlebt seine Eifersucht so: Ich bin der ausgeschlossene Dritte, »der von der Liebe ausgeschlossen wurde. Ich stehe außerhalb einer mir besonders wertvollen innigen Beziehung« (Wurmser, 2006, S. 4). Eine Form abgewehrter Eifersucht ist die Umkehrung: »Statt dass ich eifersüchtig bin, mache ich eifersüchtig.« Oder: »Um nicht eifersüchtig zu sein, versuche ich, den einen gegen den anderen auszuspielen« und deren Beziehung intrigierend zu untergraben. Auch die altruistische Abtretung ist eine Form abgewehrter Eifersucht: »Ich verzichte großmütig auf die Liebe zugunsten von jemand anderem.«

Progression und Regression – Agieren oder Symbolisieren

Sehr vereinfachend kann man die Entwicklung von symbiotischen über dyadische zu triadischen Beziehungsformen parallelisieren mit dem Übergang vom Somatischen zum Psychischen oder vom reinen Erleben zum Denken, wie in Tabelle 3 dargestellt. Dem entsprechen wiederum unterschiedliche Beziehungsqualitäten, wie sie auch von Therapeutinnen und Therapeuten je nach den aktuellen Bedürfnissen des Patienten angeboten werden: Halten, Spiegeln und Symbolisieren. Die Entstehung von psychischen Symptomen kann als Regression in die andere Richtung betrachtet werden:

	→ Progression →		
Soma/Psyche	Somatisch	Körperlich	Psychisch
Modus	Erleben	Handeln	Denken
Beziehung	Symbiose	Dyade	Triade
Beziehungsqualität	Halten	Spiegeln	Symbolisieren
	← Regression ←		

Tabelle 3: Progression und Regression

Die Regression führt vom psychischen ins somatische Leiden, vom Denken zum Handeln, von der Trianguliertheit ins Dyadische oder Symbiotische. Der progressionsfördernde triangulierende Charakter von psychotherapeutischer Behandlung macht es dann wieder möglich, das Soma zum Sprechen zu bringen, das Funktionsniveau zu erhöhen. Deshalb ist therapeutisch primär nicht die Bearbeitung unbewusster Inhalte und traumatischer Erlebnisse nötig, sondern die Verbesserung der Symbolisierungsmöglichkeiten durch haltende, spiegelnde und dann symbolisierende Beziehungsangebote.

Dies führt zu einer Anhebung des semiotischen Niveaus, zu einer biosemiotischen Progression (Grieser, 2011), was erklärt, dass es zum Beispiel einem psychosomatischen Patienten wieder gut gehen kann, ohne dass die pathogenen psychischen Inhalte schon bearbeitet wurden – diese sind oft »unverändert nachweisbar, nachdem sie schon lange aufgehört haben, krank zu machen. Sie erscheinen aber auf anderem semiotischen Niveau, sie werden *durchphantasiert* statt *durchagiert*, was für den Patienten ohne Zweifel den wesentlichen Unterschied zwischen Gesundheit und Krankheit ausmacht« (Plassmann, 1993, S. 277).

Beim traumatisierten Patienten, um ein anderes Beispiel zu nennen, wird das Denken und Versprachlichen auf der symbolischen Ebene immer wieder durch Flashbacks und Intrusionen gestört, bei denen es sich um ein reales Wiedererleben handelt und die nicht zu Erinnerungen werden, die auf der symbolischen Ebene gehalten und weiterbearbeitet werden können. In der therapeutischen Arbeit geht es darum, diese Erfahrungen zu integrieren, indem sie mit dem Therapeuten als nicht in das Trauma involviertem Dritten symbolisch repräsentiert werden können.

Beim Borderline-Patienten wiederum geht es darum, »die für den Borderline-Patienten typische dyadische Strukturierung in eine triadische zu verwandeln und den damit einhergehenden konkretistischen Weltbezug auf ein symbolisches Niveau zu heben« (Lang, 2011, S. 239), und zwar, damit er nicht körperlich-handelnd agieren muss, sondern seine Affekte psychisch repräsentieren und denken kann.

Die triangulierende Funktion des Symptoms

Das Symptom, das einen Patienten in die Psychotherapie führt, ist nicht nur etwas Störendes und als solches möglichst rasch zu beseitigen, sondern es erfüllt für das Individuum oft eine wichtige triangulierende Funktion und kann, wie schon gezeigt, eine Ersatzbildung für das fehlende triangulierende Dritte darstellen.

Nehmen wir das Beispiel des Körpersymptoms als eines Triangulierungsversuchs mittels des eigenen Körpers, wenn kein personaler Dritter zur Verfügung steht: Der Patient muss sich mit seinem Symptom beschäftigen und kann damit beispielsweise Nähe und Distanz in seinen Beziehungen regulieren. Es kann seine Aufmerksamkeit auf sich ziehen, eine Grenze zum Anderen markieren (deutlich sichtbar bei Hautkrankheiten), es kann aber auch die Zuwendung der Anderen provozieren. Das Körpersymptom kann eine Identifikation mit einer früh verstorbenen Bezugsperson darstellen; in der Angst, an der gleichen Krankheit wie diese zu sterben, steckt der Wunsch nach einer Beziehung zu ihr.

Aus der kurzzeitigen Verwendung des zuerst rein funktionellen Körpersymptoms als Ersatz für ein Objekt kann sich, wenn die Körperverwendung dauerhaft stattfindet, eine stabilere Psychosomatose mit Organschädigung entwickeln. Früher oder später sucht der Patient einen Arzt auf, der nun die Chance hat, die vakante Rolle des Dritten zu übernehmen und zu versuchen, verstehend und beruhigend auf den Patienten einzuwirken. Interessiert der Arzt sich hingegen nicht für Sinn und Bedeutung der Symptomatik und kümmert sich ausschließlich um die somatische Beseitigung des Symptoms, dann stellt er sich nicht als triangulierendes Objekt zur Verfügung, sondern zwingt den Patienten im Extremfall, sein Symptom gegen alle Behandlungsversuche aufrechtzuerhalten – wie der von Lang (siehe oben) behandelte Jugendliche, dessen Psychose jeder Medikation widerstand – oder ein anderes Symptom zu kreieren.

Symptome können also nicht nur in einem stabilisierenden Sinn wirken, sondern auch als Suchbewegung nach einem Dritten in der Außenwelt. Das Symptom des Patienten stellt im doppelten Sinn eine Leistung dar, weil es bislang bis zu einem gewissen Grad sein »Funktionieren« ermöglicht hatte und darüber hinaus dazu führte, dass ein Dritter in Anspruch genommen wird, sei dies ein Angehöriger, Arzt, Psychologe, Lehrer, Pfarrer, Polizist. Wenn dieser Dritte dann mit dem Patienten über sein Symptom spricht, »wird das Symptom zum Symbol« (Bauriedl, 1980, S. 196), das etwas über die Beziehungen zur Sprache bringen kann, in dem es auftritt.

Sehr deutlich ist die triangulierende Funktion des Symptoms oft im Jugendalter zu erkennen, wenn eine heftige, für die Familie nicht mehr handhabbare Symptomatik dazu führt, dass der Jugendliche stationär aufgenommen werden muss, sei es in einer somatischen oder psychiatrischen Klinik oder einer sozialpädagogischen Einrichtung, und erst dies die zuvor blockierte Trennung von der Familie ermöglicht.

Symptombesserungen zu Beginn von psychotherapeutischen Behandlungen haben damit zu tun, dass nun die Therapie oder der Therapeut die triangulierende Funktion übernommen hat. Wird die Behandlung zu sehr auf die Beseitigung des Symptoms ausgerichtet, kann dies kontraproduktiv sein, denn wird das Symptom zu schnell zum Verschwinden gebracht, bevor eine Arbeitsbeziehung mit dem Therapeuten entstanden ist, dann kann die Motivation für eine weiter gehende Behandlung der zugrunde liegenden Problematik auch wegfallen.

Triangulierungen in der Psychotherapie

Triangulierungen treten in der Psychotherapie in vielfältiger Weise in Erscheinung: Die Therapie selbst ist ein triangulierendes Unternehmen, das der Patient als etwas Drittes in sein Leben einführt, mit dem er auf sich und sein Leben verändernd einwirken möchte.

Der Übergangs- oder Möglichkeitsraum der Therapie regt Symbolisierungs- und Entwicklungsprozesse im Dreieck *Patient – Therapeut – Material* an, für diese stellen die Sprache und die Regeln, denen die Therapie unterliegt, als strukturgebende Elemente ein triangulierendes Viertes dar, den Rahmen. Der Raum der Therapie kann ein Spielraum sein, in dem Altes reinszeniert und Neues auftauchen, ausprobiert, kreativ gespielt werden kann. Hier werden die beschriebenen Triangulierungsstörungen in der Beziehungsgestaltung zwischen Patient und Therapeut, in Übertragung und Gegenübertragung aktualisiert und behandelbar, wobei die dargestellten Triangulierungsprozesse in der Entwicklung therapeutisch genutzt werden.

Ziel der therapeutischen Arbeit ist es, dass der Patient neue Möglichkeiten findet, um mit sich und seinen Problemen umzugehen, dass er in einer besser triangulierten inneren Welt mehr Freiheitsgrade zur Verfügung hat und Alternativen entwerfen kann, zwischen denen er wählen kann. Auch Freud meinte, dass die Analyse »die krankhaften Reaktionen nicht unmöglich machen, sondern dem Ich des Kranken die *Freiheit* schaffen soll, sich so oder anders zu entscheiden« (Freud, 1923b, S. 280).

Manche Patientinnen und Patienten fassen die noch unspezifischen Vorläufer dieser Veränderungen, die sie oft ungefähr nach einem Jahr psychoanalytischer Behandlung reflektieren, in räumliche Metaphern wie solchen, dass sie eine Distanz zu den Eltern bekommen, dass sie ihr eigenes Verhalten mit einem gewissen Abstand wahrnehmen können oder dass sie einen Horizont erkennen, der vorher nicht da war und vor dem die altbekannten Phänomene zwar noch da sind, aber ein neues Bild ergeben.

Diese Erweiterung des psychischen Raumes geschieht in Hin- und Herbewegungen mit verschiedenen Perspektivenwechseln. Eine erste Veränderung der Perspektive entsteht dadurch, dass der Patient in der Therapie die Dinge in Worte fassen muss; zu einer zweiten kommt es über die Identifikation mit dem Blick des Therapeuten; und zu einer dritten, wenn ein bisher im Hintergrund gebliebener Dritter, oft der Vater, in den Blick kommt, der zunächst blass und unwichtig erschien.

Je mehr der Vater entdeckt wird, desto mehr wird es möglich, in der Therapie auch über die Mutter zu sprechen, und umgekehrt. Der Patient bewegt sich in der therapeutischen Reflexion zwischen verschiedenen Bezugspersonen hin und her und kann dadurch diese und sich selbst aus einer Distanz und einer neuen Perspektive sehen. So kann er seine Elternbilder von verzerrenden Beiträgen des jeweils anderen Elternteils reinigen und ein eigenes Bild von seinen Eltern, deren Beziehung und seiner eigenen Rolle in dieser Beziehung entwerfen.

Eine Patientin, Anfang dreißig, beginnt, sich in der Therapie mit ihrem Vater zu beschäftigen, als der Therapeut immer wieder darauf hinweist, dass die Mutter im Leben der Patientin so viel Raum einnimmt und dies die Frage aufwerfe, weshalb der Vater so wenig Bedeutung hat. Sich in der Therapie mit dem Vater zu beschäftigen stellt für die Patientin ein Wagnis dar und löst Schuldgefühle aus; es ist gleichbedeutend damit, die Mutter zu verlassen. Doch wird eine erste idealisierende Intensivierung der Beziehung zum Vater möglich; die Patientin übernimmt plötzlich das Hobby des Vaters, das sie zuvor nie besonders interessiert hatte – sie unternimmt einen ersten Schritt der Ablösung von der Mutter.

In einem zweiten Schritt beginnt sie, den in seiner psychischen Funktion als triangulierender Dritter neu entdeckten Vater kritisch infrage zu stellen und ihm Vorwürfe zu machen, sie in ihren Bedürfnissen nicht richtig wahrgenommen zu haben und ihr bei der Trennung der Eltern in ihrer Jugend den Auftrag gegeben zu haben, dass sie sich in Zukunft um die Mutter kümmern sollte, was sie, bis sie die Therapie begann, auch tat. Als die Patientin nun dem Vater diesen Auftrag, sich um die Mutter zu kümmern, zurückzugeben versucht, gerät dieser unter Druck, was wiederum bei ihr Schuldgefühle auslöst.

Eines Tages stellt die Patientin fest, dass sie immer gedacht hatte, sie sei in vielem ähnlich wie ihre Mutter, ihren Vater habe sie immer nur »wie über eine Bande« durch die Augen ihrer Mutter gesehen. Doch seit sie sich nun aus der Perspektive der Gespräche mit dem Therapeuten statt mit der Optik der Mutter ein eigenes Bild von ihm machen kann, rücken nicht nur die Bilder der Mutter über den Vater beiseite, sondern sie entdeckt überrascht einen Teil von sich, in dem sie ähnlich wie der Vater ist und der immer schon zu ihrer Person gehörte, von dem sie bislang aber nichts wusste, weil sie ihn nicht wahrnehmen konnte.

Geschützt durch die neue intrapsychische Präsenz des Väterlichen in ihr – der wohlgemerkt real immer in Kontakt mit der Patientin gestanden war, jedoch ohne eine tragende emotionale Präsenz zu erlangen –, kann die Patientin die bislang nur abgeschwächt spürbare Wut auf die Mutter zulassen, zum Beispiel darauf, dass diese sie immer als einen Teil von sich, als ihre Puppe behandelt habe. Die Patientin erkennt, wie die Mutter sie permanent in Loyalitätskonflikte versetzte, indem sie nicht zuließ, dass die Patientin auch eine wichtige Beziehung zum Vater haben durfte und ihr sogar das Gefühl vermittelte, dass man immer nur für die Mutter oder gegen sie sein könne.

Die fixierten Bilder der Patienten und Patientinnen über sich und ihre Objektbeziehungen kommen dadurch in Bewegung, dass sie sie mithilfe des anderen Blicks des Therapeuten einer triangulierenden Erforschung unterziehen. Der Therapeut stellt den triangulierten und triangulierenden therapeutischen Rahmen zur Verfügung und sich als Übertragungsfigur für alte und als reales Objekt für neue Beziehungserfahrungen.

Ein Teil der neuen und korrigierenden Beziehungserfahrungen mit dem Therapeuten betrifft die Beziehungsregulation und Affektabstimmung *in der therapeutischen Dyade*, wozu gehört, dass er unvermeidliche Störungen in der therapeutischen Beziehung anspricht, wahrnehmbar und veränderbar werden lässt. Ein anderer Teil betrifft seine Rolle als triangulierender Gesprächspartner und Begleiter auf der therapeutischen Entdeckungsreise des Patienten entlang der Themen, die dieser aus dem Raum *außerhalb* in die Therapie mitbringt.

Wenn sich die therapeutische Situation auf eine zweipolige Konstellation einengt, eine Behandlungskrise entsteht, in der nichts mehr weiterzuführen scheint, dann wird die Suche nach etwas Drittem zur handwerklichen Leitlinie der Wahl. Dieses Dritte kann sein, die aktuelle Beziehungssituation zu thematisieren und zu explorieren: »Mir scheint, wir sind wieder mal in dieser Sackgasse gelandet. Schauen wir uns die doch mal genauer an.« Oder das Symbolisieren und Mentalisieren als Drittes zu besetzen: »Möchten Sie hören, was ich dazu denke? Ich verstehe sehr gut, dass Sie auf ganz konkrete Ratschläge drängen, aber es ist doch ein Fortschritt, dass Sie diesen Schmerz jetzt in Worte fassen und wir ihn gemeinsam aushalten können, statt dass Sie einfach mit dem nächsten Mann ins Bett gehen.«

Das hilfreiche Dritte kann auch in der Lebensrealität des Patienten gesucht werden: »Sie leiden nun schon lange unter diesem Streit mit Ihrem Mitarbeiter. Sie wollen das unbedingt allein lösen. Was würde denn passieren, wenn Sie Ihren Chef einbeziehen würden?« Oder: »Immer wieder bleiben wir in dieser Hoffnungslosigkeit stecken, wenn es um die Zeit geht, die Sie bei Ihrer Großmutter verbrachten. Kann es nicht sein, dass es dort doch auch noch andere Menschen gegeben hat, vielleicht auch nur in Ihrer Fantasie?« Oder so: »Wollen Sie Ihre Frau einmal mitbringen, damit wir uns gemeinsam anhören, warum sie Sie so unerträglich angespannt erlebt?« Oder auch: »Sie sagen immer, Ihre Hausärztin verstehe Sie so gut, während Sie die Gespräche mit mir so unerträglich finden. Haben Sie mit Ihrer Hausärztin über unsere Gespräche gesprochen, was meint die denn dazu?«

Schließlich kann das Dritte auch auf der Seite des Therapeuten auftauchen: »Ich muss unbedingt mit meinem Chef/Supervisor/Praxiskollegen über diesen Patienten sprechen, meine Notizen auswerten, diesen Artikel dazu lesen.« Oder: »Bin ich wirklich der Einzige, an dem das ganze Leben des Patienten hängt?« Auch: »Diese Patientin knebelt mich, lässt mich in meiner analysierenden Funktion nicht mehr zum Zug kommen, vielleicht weil sie selbst die analysierende Dritte sein möchte?« Oder so: »Ich meine, alles wissen zu müssen. Warum eigentlich? Gehe ich doch mal in die Position des Nichtwissens.«

Die Therapie als Drittes

Der Therapeut, aber auch eine Institution wie eine Klinik sind schon Dritte, bevor die Behandlung beginnt. Die Entscheidung, sich in eine Behandlung oder Psychotherapie zu begeben, stellt einen ersten triadifizierenden Schritt hin zu einem Dritten an der Weggabelung zwischen Aufrechterhaltung des Status quo und Veränderung dar.

Schon der ganz reale Weg des Patienten hin zur Therapiestunde und von dort zurück ermöglicht eine Erfahrung von Hin und Her zwischen Altem und Neuem, Gegebenem und utopisch auf die Therapie Projiziertem. Die ablösungsfördernde Wirkung dieses konkreten Hin und Her auf dem Weg zur Therapie wird im tagesklinischen Behandlungssetting genutzt und ist auch Kindertherapeuten wohlvertraut. Kinder sind stolz auf ihre Autonomie, wenn sie den Weg selbst schaffen und die Begleitung der Eltern nicht mehr benötigen. Der Weg in die Therapie kann wie die Fantasien, die er ermöglicht, ausgebaut und umgestaltet werden.

Der Patient hat seine Therapie und behandelt sie als etwas Eigenes, Neues, Drittes; dies verändert die Beziehungen zu seinen realen Bezugspersonen nur schon dadurch, dass sie davon wissen, auch wenn sie nichts davon erfahren, was in der Therapie geschieht. Es genügt, dass der Patient etwas Neues hat, in das Vorstellungen, Erwartungen und Befürchtungen projiziert werden können und das von den Bezugspersonen gutgeheißen oder mindestens akzeptiert werden muss. Diese können dann auch alle weiteren Gefühle entwickeln, die man Dritten gegenüber an den Tag legen kann, bis hin zu Neid und Eifersucht.

Der Therapeut ist als Bestandteil der Therapie zunächst einmal Projektionsfigur für die Entwicklungs- und Heilungswünsche, für Übertragungen und Ängste des Patienten, die er schon auf den Therapeuten gerichtet hat, bevor er ihn im Wartezimmer zum ersten Mal sieht. Der Patient spricht von »meiner Therapie«, die er »hat« oder »macht« und unterscheidet damit die Therapie vom Therapeuten. Der Therapeut stellt zwar die Therapie zur Verfügung und ist Teil der Therapie, wird aber im Erleben der Patienten von der Therapie unterschieden. »Die Therapie« kann der Patient mitnehmen, den Therapeuten lässt er im Behandlungszimmer zurück.

Patient und Therapeut können sich sogar über die Therapie streiten und dabei die Therapie jeweils für sich beanspruchen und gegen den anderen wenden. Die Therapie ist somit auch ein Drittes, das Patient und Therapeut verbindet, selbst im Streit darüber.

Die therapeutische Situation und ihr Rahmen

Ist der Patient in der Therapie angekommen, dann arbeitet er mit dem Therapeuten an den Themen, Gedanken, Gefühlen, Wahrnehmungen, die er in die Therapiestunde mitbringt oder die im Verlauf der Sitzung zwischen Patient und Therapeut auftauchen. Die therapeutische Triade besteht also aus dem Patienten, dem Therapeuten und dem Material, mit dem sie sich gemeinsam beschäftigen. Dieses Dreieck wiederum wird durch Rahmenbedingungen erschaffen und begrenzt, die Teil der symbolischen Ordnung der Kultur sind.

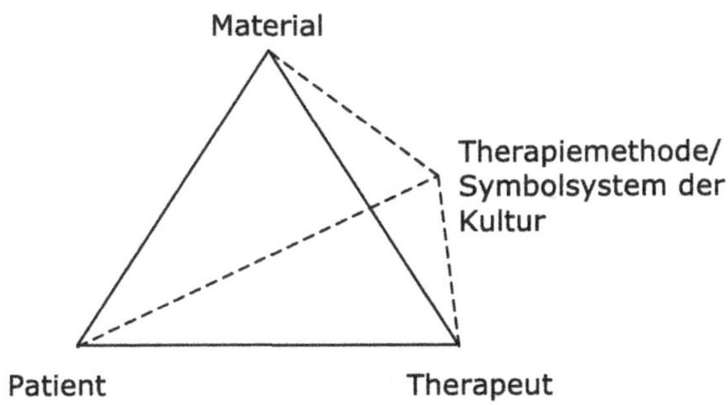

Abbildung 2: Die therapeutische Situation

Die Rahmenbedingungen beinhalten formale Regeln, die das Verhältnis zwischen Therapeut und Patient organisieren und schützen. Dazu gehören Abmachungen über die Sitzungsdauer und -frequenz, Beginn und Ende der Sitzungen sowie der ganzen Behandlung, des Weiteren über die Bezahlung, Schweigepflicht, Abstinenzregel, Kündigungsbestimmungen und nicht zuletzt die anzuwendende Therapiemethode. Zu diesen Rahmenbedingungen gehören auch gesetzliche und krankenkassentechnische

Bestimmungen. Diese Bedingungen stellen eine Vereinbarung dar, werden manchmal auch als Behandlungsvertrag schriftlich niedergelegt und sind damit etwas Objektives außerhalb dessen, was in der Therapie geschieht, ein triangulierendes Viertes in Bezug auf die therapeutische Triade.

Auf diese Rahmenbedingungen muss man sich zum Beispiel dann beziehen, wenn in der Therapie auftauchende Konflikte nicht gelöst werden können, etwa wenn es um den Wunsch einer Änderung des Settings oder um eine vorzeitige Therapiebeendigung oder um den Umgang mit selbst- oder fremdgefährdendem Verhalten des Patienten geht.

Der Rahmen regelt, was in der Therapie gemacht und was nicht gemacht wird, und stellt eine Grenze nach außen und nach innen dar: Nach außen grenzt er die Therapie gegen die Alltagsbeziehungen ab, im therapeutischen Raum schützt er vor inzestuöser Verschmelzung und Missbrauch und vor Auflösung der unterschiedlichen Rollen von Therapeut und Patient. Je größer die strukturelle Beeinträchtigung und je tiefer greifend damit die Triangulierungsproblematik eines Patienten ist, desto häufiger sind Auseinandersetzungen um den Rahmen Teil des therapeutischen Prozesses.

Dies stellt den Therapeuten immer wieder vor die Aufgabe, für die Aufrechterhaltung des Rahmens zu sorgen und damit im lacanschen Sinne auf das Gesetz zu verweisen, ohne sich selbst zum Gesetzgeber zu machen. Damit zeigt der Therapeut, dass er sich keine omnipotente Macht anmaßt, sondern ebenso wie der Patient allgemeingültigen Regeln unterworfen ist. Für alle Beteiligten entspricht damit das grenzsetzende »Nein« des Settings dem strukturbildendenden »Nein«, das das Kind in seiner Entwicklung hinnehmen muss, aber auch selbst als ein beziehungsgestaltendes Drittes seinen Bezugspersonen entgegenstellen kann.

Wie die Verteidigung des Rahmens für den Patienten eine haltgebende, die Regression begrenzende Wirkung haben kann, zeigt die alltägliche Erfahrung mit Patienten, denen es am Stundenende schlecht geht und die damit den Therapeuten in das Dilemma stürzen, ob er die Stunde noch etwas verlängern oder gar eine Extrastunde anbieten soll. Tatsächlich kann dies gelegentlich einmal eine wichtige positive Beziehungserfahrung für einen Patienten darstellen oder in einer schweren Krise unumgänglich sein. Doch in der Regel sind die Patienten froh, wenn man nicht mit ihnen in diese Regression geht, sondern das Dilemma formuliert und in der nächsten Sitzung analysiert.

Damit traut man dem Patienten zu, auf das ihm normalerweise verfügbare höhere Strukturniveau zurückzukehren und seine Selbstgrenzen wieder herzustellen, wobei auch hilft, dass er in diesem Moment vielleicht Ärger statt Dankbarkeit dem Therapeuten gegenüber erleben kann. Die Aufrechterhaltung des Settings hält die psychische Struktur des Patienten und schützt ihn davor, mit Symptomverschlechterungen und Suizidgedanken zu agieren, um beispielsweise die Zuwendung des Therapeuten auszulösen. Es gibt Patienten, die sich ausdrücklich dafür bedanken, dass sie sich darauf verlassen können, dass der Therapeut die Stunde immer pünktlich beendet, selbst wenn sie einmal aufgelöst das Zimmer verlassen müssen.

Die triangulierende, schützende, haltende und auch begrenzende Funktion des Rahmens erlaubt dem Patienten, sich in die Therapie einzulassen und auch dyadische und symbiotische Erlebens- und Beziehungserfahrungen zuzulassen. Weil diese in den triadischen Kontext des Rahmens eingebettet sind, fühlen sich Patient wie Therapeut auch in der Situation zu zweit der Einzeltherapie vor Grenzüberschreitungen und vor einem Ausagieren geschützt. »Dem Analysanden wird ein Mutterschoß geboten, in den er regredieren kann, aber der psychoanalytische Rahmen setzt dieser Regression Grenzen, die den Analysanden vom Analytiker trennen, so wie der Vater das Kind von der Mutter trennt« (Chasseguet-Smirgel, 1986, S. XV).

Auch wenn sich dies manchmal anders anfühlen mag: »In Wirklichkeit sind Analytiker und Analysand niemals allein. Das beginnt schon mit der Abhängigkeit des Analytikers vom Honorar des Patienten, mit dem er seinen Lebensunterhalt bestreiten muß« (Cremerius, 1981, S. 280).

Der Therapeut bezieht sich in seiner Interaktion mit dem Patienten in der therapeutischen Triade *Patient – Therapeut – Material* kontinuierlich auf seine therapeutische Methode und auf seine Hintergrundtheorien, aus denen er sein Verständnis dessen, was in der therapeutischen Beziehung geschieht, und sein therapeutisches Handeln ableitet. Schematisch lässt sich die therapeutische Situation als vier aufeinander bezogene Triaden beschreiben:

1. Aus dem Dreieck *Therapeut – Patient – Therapiemethode* ergibt sich der Rahmen der Therapie inklusive der methodischen Grundregeln, die der Therapeut dem Patienten zu Beginn der Behandlung mitteilt, etwa in einer psychoanalytischen Behandlung einfach darüber zu sprechen, was ihn gerade beschäftigt.
2. Damit wird die therapeutische Triade *Therapeut – Patient – Material* konstituiert; diese Triade wird gemeinhin als die therapeutische Arbeit erlebt.
3. Der Therapeut bezieht sich dann im Dreieck *Therapeut – Material – Therapiemethode* auf seine Hintergrundtheorien und sein Fachwissen und leitet daraus ab, wie er auf das Material reagieren wird. Diese Triade ist das Interventions- oder Deutungsdreieck des Therapeuten.
4. Aber auch der Patient kann im Dreieck *Patient – Material – Therapiemethode* auf die Hintergrundtheorien zugreifen und wird das mit zunehmendem Therapieverlauf auch immer häufiger tun, wodurch im günstigen Fall der Therapeut zunehmend überflüssig wird und der Patient die Therapie zwischen den Stunden oder nach Therapieende auch allein weiterführt. Im ungünstigen Fall kann der Patient aber auch den Therapeuten auf Distanz halten wollen und zum ausgeschlossenen Dritten machen, wenn er sich in der Therapiestunde selbst »therapiert«.

Im Dreieck *Patient – Therapeut – Therapiemethode* scheint sich zu Beginn das Wissen ganz auf der Seite des Therapeuten zu befinden. Aus der Sicht des Patienten ist der Therapeut derjenige, der Zugang zu einem ihm selbst noch verschlossenen Sinn- und Bedeutungssystem hat und ihm zu Beginn der Behandlung mit der Diagnose mitteilen wird, was sein Leiden ist und welchen Sinn oder welche Bedeutung es hat beziehungsweise haben könnte. Tatsächlich kann ein entlastender und heilsamer Effekt davon ausgehen, wie Claude Lévi-Strauss (1949) aus anthropologischer Sicht am Beispiel magischer Heilrituale beschrieb, dass der Heiler, Arzt oder Therapeut die Symptomatik in ein kulturspezifisches Konzept einordnet und sie damit potenziell versteh- und behandelbar macht.

Durch die Anwendung seines professionellen Wissens gibt der Therapeut der bislang unverständlichen Psychopathologie des Patienten eine kulturelle Gestalt; *dass* die Symptomatik zumindest für den Therapeuten verstehbar erscheint und in das kulturelle Wissenssystem eingeordnet werden kann, kann schon beruhigend wirken.

Zuletzt sei noch auf eine notwendige Begrenzung der therapeutischen Situation hingewiesen, die in Langzeitbehandlungen verloren gehen kann: Die Therapie sollte irgendwann zu einem Ende kommen, sonst befinden sich Patient und Therapeut in einem anderen Prozess, in dem es vielleicht um eine stützende Behandlung geht, die nötig ist, weil aus bestimmten Gründen keine strukturelle Veränderung mehr möglich ist. Damit das Ziel therapeutischer Veränderung und Beendbarkeit der Behandlung realisierbar bleibt, ist es wichtig, die »facts of life« nicht aus den Augen zu verlieren, wozu auch die Begrenztheit aller Dinge gehört.

Der Therapeut als Dritter

Im Setting der Einzeltherapie scheinen Patient und Therapeut in einer intimen dyadischen Beziehung zueinander zu stehen, die immer wieder triangulierend das, was in ihrer Beziehung Thema wird oder geschieht, als ein Drittes reflektieren. Es wäre nun aber ein Irrtum, anzunehmen, dass deshalb der Patient vorwiegend dyadische Wünsche an den Therapeuten herantragen würde, im Gegenteil benötigt er oft den Therapeuten als Dritten, auch als jenen Dritten, der in seiner Vergangenheit gefehlt oder versagt hat.

Richten sich die dyadischen Wünsche des Patienten nach Nähe, Gehaltenwerden, Trost, Liebeswünsche und Enttäuschungswut unmittelbar dyadisch auf den Therapeuten, wird die Beziehung sehr eng, exklusiv und für beide Beteiligten auch anstrengend und nur erträglich, wenn immer wieder der Weg zur Triangulierung und Reflexion dessen, was in der Dyade passiert, gefunden wird. Oft wird der Therapeut aber zunächst einmal als realer triangulierender Dritter benutzt:

> Ein junger Mann ist als Einzelkind mit einer dominanten Mutter und einem zurückhaltenden Vater aufgewachsen. Die Zurückhaltung des Vaters geht so weit, dass der Patient immer nur weiß, was die Mutter

denkt, nie, was der Vater denkt. Obwohl die Eltern zweifellos eine harmonische Beziehung führen, kann der Patient keine Interaktionen berichten, in denen der Vater eine aktive Haltung der Mutter gegenüber eingenommen hätte. Der Vater widerspricht ihr auch nie und bietet weder Mutter noch Sohn Anlass für Streit – den gibt es nur zwischen Mutter und Sohn. Weil er die Meinung des Vaters über sich auch nicht kennt, kann der Patient ihn zwar als global unterstützend, aber nicht als Identifikationsfigur oder Gegenpol für seine eigene Identitätsfindung nutzen, auch nicht als triangulierenden Dritten, über den der Patient sich ein Bild von sich in seiner Beziehung zur Mutter machen könnte.

Dies holt er nun mit dem männlichen Therapeuten nach: Der Patient schaut in den Gesprächen mit dem Therapeuten auf seine Beziehung zum Vater und auf die zur Mutter und beginnt zu verstehen, dass all die Wendungen in seinem Leben ein Pendeln waren zwischen dem Versuch, seinen eigenen Vorstellungen nachzuleben, und der Anpassung an die Vorstellungen seiner Mutter, die immer zu wissen scheint, was für ihn das Richtige wäre. Das führt vorübergehend dazu, dass er empfindlicher auf die Meinungen der Mutter reagiert, diese als Einmischungen erlebt und zur Mutter auf Distanz geht. Zugleich wird auch eine Annäherung an den Vater möglich, obwohl dieser nichts an seiner Passivität geändert hat.

Die Haltung eines Therapeuten und seine Einfälle ergeben sich unter anderem aus den Hintergrundtheorien, an denen er sich orientiert. Spielen darin Triangulierungen eine wichtige Rolle, fließt dieses innere Referenzsystem automatisch in seine Reaktionen auf das Material ein, das der Patient präsentiert, auch wenn der Therapeut mit der üblichen analytischen Grundeinstellung arbeitet und nicht eine spezifische »triangulierungsfördernde« Technik verfolgt. Auch wenn er sich in der Position eines Dritten sieht, der mit dem Patienten auf seine Beziehung schaut, wird er darauf achten, dass er dabei nicht zu aktiv wird und selbst zum besseren Vater oder zur besseren Mutter werden will.

Spezifischer triangulierungsfördernd sind viele Techniken, die für die Arbeit mit strukturell stärker beeinträchtigten Patientinnen und Patienten entwickelt wurden wie in der »psychoanalytisch-interaktionellen Psychotherapie« von Annelise Heigl-Evers und Jürgen Ott (Heigl-Evers & Ott, 1998), in der daran anknüpfenden »strukturbezogenen Psychotherapie« von Gerd Rudolf (2006) oder der »Mentalisierungsbasierten Therapie« nach Peter Fonagy und Anthony Bateman (Bateman & Fonagy, 2004).

Je weniger der Patient triangulierte Beziehungsverhältnisse erleben konnte oder je verzerrter und destruktiver diese waren, desto mehr wird er den Therapeuten oder die Therapeutin in der Position des triangulierenden Dritten ganz real erleben *müssen*, um die Erfahrung machen zu können, »dass ein mitmenschlicher Bezug zu einem Vaterobjekt möglich ist, der nicht von irritierenden, nur neue Schuldgefühle provozierenden ödipalen Sexualisierungen abhängig ist und trotzdem Bestand hat. [...] Eine solche ›konkrete‹ Beziehungserfahrung ist für einen psychotisch strukturierten Menschen ungleich wichtiger als für den Neurotiker, sofern sich beim Letzteren in der entsprechenden Übertragungsbeziehung ungleich mehr sprachlich aufarbeiten lässt« (Lang, 2011, S. 250).

Damit der Therapeut einerseits mit dem Patienten dyadisch interagieren und andererseits in der triangulierenden Position des Beobachters diese Interaktion reflektieren kann, bewegt er sich immer wieder in einer therapeutischen Ich-Spaltung (Sterba, 1934) zwischen einem handelnden und einem beobachtenden Teil seines Ichs hin und her. So kann er Teil einer Interaktion mit allen zugehörigen Emotionen, Gedanken und Körperwahrnehmungen sein und zugleich über sein Erleben und Handeln nachdenken, um sich dann wieder dem Geschehen in der Dyade zuzuwenden.

Wie gut der Patient dies aushalten kann, ist ein diagnostischer Hinweis auf seine Struktur: Ein Patient kann das Nachdenken des Analytikers so erleben, als ob der Analytiker ihn verlassen hätte, und sich ausgeschlossen fühlen wie das aus der elterlichen Dyade ausgeschlossene Kind. Ein anderer muss das Denken des Therapeuten angreifen, weil er dieses als bedrohlich erlebt, oder aus Neid, weil er alles Wissen selbst besitzen und die Rolle des deutenden Dritten selbst übernehmen möchte, um dem Therapeuten die abgewehrte Position des Dummen und Unfähigen zu überlassen. Mit dem Fortgang der Behandlung identifiziert sich der Patient immer mehr »mit der reflexiven Funktion der ›dritten Position‹ des Analytikers« (Kernberg, 1999, S. 887) und kann diese selbst übernehmen, so wie sich das Kind die »containende« Funktion der Mutter identifikatorisch aneignet.

Die »dritte Position«, die das Beobachten, Denken und Deuten des Therapeuten darstellt, kann also alle Qualitäten annehmen, die ein Dritter oder Drittes auch sonst haben kann: Sie kann als hilfreich, erstrebenswert oder bedrohlich erlebt werden; man kann um sie rivalisieren oder versuchen, sie auszuschließen.

Je strukturell beeinträchtigter der Patient ist, desto weniger erträgt er es, wenn sich der Therapeut mit seiner triangulierend beobachtenden und denkenden Funktion ins Spiel bringt. Er kann den Therapeuten mit seinen verbalen Deutungen nicht als hilfreich erleben, sondern als bedrängenden, die brüchige Selbst-Struktur bedrohenden Anderen, der ihn mit seinem Wissen angreifen möchte. Darauf kann er mit psychotischen Verhaltensweisen oder mit Rückzug bis hin zum Therapieabbruch reagieren. Eine andere Möglichkeit, um eine verloren gegangene Triangulierung in der therapeutischen Situation wiederherzustellen, ist der Rückzug auf den Körper, indem er somatische Symptome entwickelt, denen sich der Therapeut und er zuwenden müssen oder die den Weg zu einem anderen Dritten, einem Arzt, eröffnen.

Es gilt also, sich dem kränkbaren, narzisstisch gestörten oder psychotischen Patienten nicht in der Position eines wissenden Dritten anzubieten, sondern erst einmal eine Beziehung entstehen zu lassen, die die fragilen Selbst-Grenzen des Patienten stützt, und eher die Position des Nichtwissens einzunehmen (Mooij, 2003). Deshalb muss sich der Therapeut zunächst einmal darauf beschränken, einfach »da« zu sein, den Raum mit dem Patienten zu teilen und nur das Ziel zu verfolgen, dass der Patient die Stunde aushält und zur nächsten wiederkommen kann.

Doch kann sich der Therapeut nicht einfach passiv dem überlassen, was der Patient mit ihm macht und sich – aus der Sicht des Patienten – in Schweigen auflösen, denn gerade beim Patienten mit psychotischen Anteilen geht es darum, die sprachliche Struktur des Symbolischen aufrechtzuerhalten und den »kreativen Raum des Sprechens« zu erhalten, »sosehr die psychotische Dynamik bei Patient wie Therapeut auch zur Regression in die Symbiose verführen mag: Der Therapeut ist hier – mehr als irgend sonst in der Psychotherapie – *Repräsentant des Vaters*, der dessen Ort (im inneren symbolischen System des Subjekts) offenhält, so daß er eines Tages von diesem angenommen werden kann« (Warsitz, 1988, S. 66).

Um zu vermeiden, dass der Patient in verschiedener Art und Weise irritiert auf das Denken und Tun des Therapeuten reagiert und dieses als ein gefährliches Drittes bekämpfen muss, empfiehlt Günter H. Seidler (1994), sich als Dritter sehr sorgfältig in den Erlebnisraum des Patienten einzufädeln und den Patienten immer nur gerade so viel an Anderssein spüren zu lassen, wie es die Toleranz des Patienten für Fremdes erlaubt. Peter Fonagy und Mary Target empfehlen den Therapeuten, sich in solchen Situationen wie gute Eltern zu verhalten:

> »Eltern schließen sich also einerseits der Wahrnehmung des Kindes an, teilen sie, stellen aber gleichzeitig die Möglichkeit einer anderen Perspektive zur Verfügung und schaffen damit Distanz zur kindlichen Perspektive. Auch im Spiel und in Als-ob-Konstellationen mit dem Kind werden alternative Perspektiven eingeführt, allerdings unter sicheren Rahmenbedingungen. Genau darum geht es in der analytischen Arbeit mit Borderline-Patienten« (Fonagy & Target, 2001, S. 980).

In welcher Form sich der Therapeut als Dritter ins Spiel bringen und genutzt werden kann, hängt also entscheidend von der Struktur des Patienten ab.

Das intersubjektive analytische Dritte

Aus der Sicht einer modernen »interaktionellen triangulären Methode« (Körner, 1998, S. 363) ist der eigentliche Gegenstand der therapeutischen Arbeit das, was *zwischen* Analytiker und Analysand geschieht. Hier geht es nicht mehr darum, dass der Analytiker die Konflikte oder das Unbewusste im Analysanden deutet wie im klassischen Modell der psychoanalytischen Behandlung, und auch nicht darum, in der dazu entgegengesetzten, jüngeren Haltung, sich als Analytiker primär an dem, was er bei sich selbst wahrnimmt, seiner Gegenübertragung, zu orientieren.

Die intersubjektive Psychoanalyse betrachtet »den analytischen Prozess als eine Ko-Konstruktion in einem gemeinsam erschaffenen Feld [...] und die Psychoanalyse als dialogischen Versuch darüber« (Ermann, 2014, S. 110). Im mehrheitlich unbewussten Zusammenspiel von Patient und Therapeut, von Analysand und Analytiker werden nicht einfach alte Beziehungsmuster aktualisiert und verstehbar, sondern es entsteht immer etwas Neues, eine einzigartige, zuvor nie da gewesene neue Beziehung. Dies ist das »intersubjektive analytische Dritte« (Ogden, 2004, S. 37) und stellt den eigentlichen Gegenstand der Analyse dar.

Der Therapeut stellt sich dem Patienten als Selbst-Objekt zur Verfügung, doch wird die Beziehung mit ihren frühen, präverbalen Anteilen und Austauschprozessen durch Faktoren gestört, die von beiden Seiten herrühren können. Dies erfordert vom Therapeuten auf der einen Seite die »Bereitschaft, sich unbefangen dem Geschehen im Feld auszusetzen« (Ermann, 2014, S. 110), auf der anderen Seite die Fähigkeit, dieses Geschehen zwischen sich und dem Patienten empathisch und feinfühlig wahrzunehmen und konsequent zu erforschen.

Der an der Interaktion orientierte Therapeut wird vielleicht sagen: »Wenn Sie mir das erzählen, kommt bei mir die Sorge auf, ich sollte aufpassen, Ihnen meine Gedanken nicht zu sehr aufzudrängen.« Möchte er dies in einem fortgeschrittenen Stadium der Behandlung um eine genetische Deutung erweitern, könnte er anfügen: »… damit es hier zwischen uns nicht so wird, wie es zwischen Ihnen und Ihrer Mutter war.«

Weil die intersubjektive oder die relationale Psychoanalyse den Menschen weniger als abgegrenztes Individuum, sondern als Subjekt im ständigen Austausch mit den für ihn wichtigen Anderen sieht, wird auch das Unbewusste nicht mehr im Subjekt, sondern in seinen Beziehungen, im Austausch zwischen den Subjekten, lokalisiert. Im intersubjektiven Raum, dem Kräftefeld der Beziehung zwischen Patient und Therapeut, können bisher nebensächliche Elemente neue Bedeutungen annehmen, »behält kein Gedanke, kein Gefühl, kein körperlicher Reiz den gleichen Sinn, den er außerhalb dieses spezifischen (und kontinuierlich sich verändernden) Zusammenhangs gehabt hat oder wieder haben wird« (Ogden, 2004, S. 45).

So wird ein bedeutungsschaffender triangulierender Prozess angestoßen, in dem es nicht mehr primär darum geht, »den latenten Sinn des Symptoms bzw. der Krankheit zu entschlüsseln«, sondern darum, zu verstehen, was sich »zwischen der Person, ihrem Körper und ihrer Umwelt« abspielt, wie dies Gerd Overbeck und Kollegen (1999, S. 8) für die Psychosomatik formulieren. Wenn die Behandlung dann zu Ende geht, tritt das analytische Dritte zunehmend in den Hintergrund und Analytiker und Analysand verabschieden sich voneinander wieder als getrennte Subjekte.

Intersubjektive therapeutische Grundhaltungen können sich darin unterscheiden,

- inwieweit der Therapeut die therapeutische Beziehung a) als allein relevantes Referenzsystem für das darin auftauchende analytische Dritte nimmt, b) alle in der Therapie auftauchenden Phänomene als Produkte des Übertragungs-Gegenübertragungsgeschehens betrachtet sowie c) die äußere Realität des Patienten und die Möglichkeit einer historischen Wahrheit seiner Erinnerungen als irrelevant ausklammert;
- oder ob er eine objektive äußere Realität anerkennt, die zu dem Beziehungsgeschehen in der therapeutischen Dyade in einem Bezug steht, und zwar a) genetisch, was die Geschichte und die Lebensrealität des Patienten betrifft, und b) als eine von Patient und Therapeut geteilte objektive Realität.

Ich persönlich bin mit Marcia Cavell (1998) der Meinung, dass die Annahme einer objektiv existierenden äußeren Welt eine notwendige Grundannahme darstellt, über die sich die Interaktionspartner einigermaßen einig sein müssen, damit sie sich verständigen und ihre Beziehung verorten können. Idealerweise verfügt der Patient am Ende der Behandlung über eine triangulierte und triangulierende Verbindung zwischen sich, seiner inneren und der äußeren Realität.

Sprechen und Verstehen als triangulierendes Tun

Zwischen Patient und Therapeut können all die triangulierenden Prozesse eine Rolle spielen und therapeutisch nutzbar werden, die oben im entwicklungspsychologischen Teil beschrieben wurden. Wahrnehmen, Benennen, Symbolisieren und anschließend die Integration dieser wachsenden Mentalisierungskompetenz über die Identifikation mit der containenden und triangulierenden Funktion des Therapeuten stellen Grundbausteine der Therapie dar.

Die Sprache ermöglicht nicht nur die Benennung der Gefühlszustände des Patienten, sondern auch »als etwas Drittes zwischen Therapeuten und Patienten sowohl eine Abgrenzung der beiden, als auch eine Verbindung durch den gemeinsamen Bezugsrahmen« (Mentzos, 1993, S. 53, zitiert nach Lang, 2011, S. 249). Kommt beides in einer therapeutischen Interaktion zusammen, wird dies »vom Patienten als eine paradigmatisch geglückte Lösung, geglückte Auflösung des Grundkonfliktes erlebt« (ebd.).

Patienten können das Sprechen über sich zunächst sehr anstrengend finden, weil sie es nicht gewohnt sind, sich über sich und ihr Erleben Gedanken zu machen und dies in Worte zu fassen. Doch die Triangulierung des Erlebens über die Sprache schafft erst die Möglichkeit, dieses zu denken und zu reflektieren, statt unmittelbar und reflexhaft zu reagieren. Oft werden wir uns erst in dem Moment unserer eigenen Gedanken wirklich bewusst, wenn wir sie aussprechen, meinte Heinrich von Kleist in seinem Aufsatz *Über die allmähliche Verfertigung der Gedanken beim Reden* (1938, S. 341f.): »Ich glaube, daß mancher großer Redner, in dem Augenblick, da er den Mund aufmachte, noch nicht wußte, was er sagen würde.«

Aus diesem Grund muss man oft angestrengt nach passenden Worten suchen oder kann sich mit dem, was man sagt, selbst überraschen. Damit, dass etwas vom Patienten oder vom Therapeuten ausgesprochen wird, wird ein Denk- und Verstehensraum eröffnet, der Veränderung ermöglicht. Aber es kann uns zunächst auch in Schwierigkeiten bringen, wenn durch das, was wir da gedacht und ausgesprochen haben, bisher latent gehaltene Konflikte und Affekte manifest werden.

Die Verwendung von Sprache und die Notwendigkeit zu sprechen stellen eine Zumutung für Patienten und Therapeuten dar, die hoffen, dass der mütterliche Schoß der Therapie (Chasseguet-Smirgel, 1986), dass Halten und Verstehen allein schon heilsam wirken könnten, »weil Sprechen ein Nein ist zum Schleier, zur Illusion des stillschweigenden Verstehens« (Borens, 2000, S. 88). Raymond Borens unterscheidet verstehende Interventionen, die regressive Bedürfnisse von Analytiker und Analysand befriedigen und beide näher zusammenbringen, von Deutungen, die etwas Trennendes einführen, auf das der Patient auch irritiert reagieren kann.

Die angenehme beruhigende Präsenz der Stimme des Analytikers, die den Patienten warm und Geborgenheit spendend umhüllt, schafft eine dyadische Nähe; hingegen schafft die sprachliche Formulierung dessen, was sich der Therapeut überlegt hat, in mehrfacher Weise einen Abstand: Der Analytiker war mit seinen Gedanken beschäftigt, also noch woanders als beim Patienten, und der Patient muss sich, um die verbale Mitteilung zu verstehen, in die Progression begeben und sein eigenes Erleben durch die Deutung des Analytikers hindurch aus einer reflektierenden Distanz betrachten. Bemerkt der Analytiker die durch seine Äußerung erzeugte Irritation, so kann er auch diese sprachlich aufnehmen und spiegeln. Diese Deutung, dass der Analytiker den Eindruck hat, er habe den Patienten mit seiner Äußerung gestört oder verstimmt, kann dann ein verbindendes Drittes sein, wenn sie ermöglicht, die Trennung zu überwinden, weil sich der Patient verstanden fühlt.

Solange der Patient das, was der Analytiker sagt, lieber ausblendet und nur auf den Klang der Stimme des Analytikers hört, um sich weiterhin eingehüllt und getragen zu fühlen wie der Säugling von seiner Mutter, so lange bleibt der Analytiker ganz mit dem projizierten inneren Objekt seines Patienten identifiziert. Er wird erst dann als denkender Analytiker wahrgenommen, wenn der Patient auch den Inhalt dessen wahrnimmt, was der Analytiker sagt; wenn er realisiert, dass hier nicht sein inneres Objekt, sondern der Analytiker spricht, ist das »analytische Dreieck« (Schoenhals, 1997, S. 116) (wieder) hergestellt.

Ein Patient klagt immer, dass er sich von seinem Therapeuten nicht verstanden fühlt. Allerdings scheint er ihn fast aufzusaugen und allem, was der Therapeut sagt und tut, eine enorme Bedeutung zuzumessen. In dieser Borderline-Triade steht die negative Teil-Objekt-Übertragung der idealisierten Teil-Objekt-Übertragung unverbunden gegenüber. Nach einer längeren depressiven Phase eröffnet der Patient eines Tages die Stunde mit der Mitteilung, dass es ihm nach der letzten Stunde besser gegangen sei. Doch kann er auf die Frage des Therapeuten, womit dies zu tun haben könnte, gar nichts sagen, er hat nicht einmal eine Erinnerung an die letzte Stunde. Dem Therapeuten hingegen ist sehr präsent, dass die letzte Stunde mit einer Sequenz endete, in der sich der Patient außergewöhnlich gut verstanden fühlte. Doch noch

> während der Therapeut darüber nachdenkt, hat sich der Patient schon einem anderen Thema zugewandt.
>
> Der Therapeut hängt nun dem Gefühl nach, dass sein Tun und Reden nutzlos zu sein scheint, und merkt, wie sich in ihm ein resignativer dumpfer Zustand ausbreitet, in dem er nicht mehr richtig denken kann und tatsächlich verständnislos zu werden droht. Als ihm dann aber doch noch in den Sinn kommt, dass sich vielleicht ein wichtiges primäres Objekt des Patienten oft in einem solchen Zustand befand, kann er die Lähmung überwinden und noch mal das Vergessen des Geschehens in der letzten Stunde thematisieren. Er erinnert den Patienten an das Erlebnis von Verstehen und Verstandenwerden, das sie am Ende der Stunde geteilt hatten. Als dies nun auch dem Patienten wieder zur Verfügung steht, kann er den Therapeuten aus der Position des versagenden und anzuklagenden Teil-Objekts entlassen und ihn wieder als denkenden Dritten benutzen.

Die Wirkung dessen, was der Analytiker sagt, resultiert also nicht wie im klassischen Konzept der Deutung daraus, dass er einen Bezug herstellt zwischen dem, was gerade Thema, was in der Übertragung wahrnehmbar und was in der Lebensgeschichte des Patienten vorgefallen ist, sondern daraus, dass er etwas sagt, was einen Raum des Denkens eröffnet und mit der Erfahrung verknüpft werden kann, von jemandem unterstützt und verstanden zu werden. »Dies bedeutet eine entscheidende Gewichtsverlagerung weg von der traditionellen Orientierung auf den Inhalt einer Deutung hin zu der sich im Deuten vollziehenden Triangulierung, die psychische Dreidimensionalität schafft« (Plänkers, 2003, S. 517). Dafür verhält sich der Therapeut manchmal wie die frühe Mutter, die spiegelnd auf die Äußerungen ihres Kindes reagiert und dank ihrer Lust am transmodalen Verändern Zeichen und Benennungen einführt, oder wie der Vater der frühen Triangulierung, der die Einnahme einer Außenperspektive ermöglicht.

Je größer die Schwierigkeiten der Patientinnen und Patienten sind, ihren Denk- und Mentalisierungsraum aufrechtzuerhalten, desto aktiver muss sich der Therapeut triangulierend darum bemühen. Bei Patienten mit ausgeprägten strukturellen Störungen, meint Gerd Rudolf (2006, S. 127), sei das Ziel »nicht, eine therapeutische Dyade zu bilden, sondern in der Triangulierung zu arbeiten«, indem der Therapeut mit den Patienten »einen dritten Standpunkt« einübt, »von dem aus sie mit Unterstützung des Therapeuten ihre eigene Situation quasi von außen wahrzunehmen lernen« (ebd., S. 126), um so eine selbstreflexive Position sich selbst gegenüber zu entwickeln.

In den räumlichen Metaphern, die Rudolf zur Beschreibung seiner strukturbezogenen therapeutischen Vorgehensweise benutzt, erscheint die Therapie wie eine raumschaffende Bewegung des Therapeuten um den Patienten und um die Inhalte herum, mit denen sie sich beschäftigen (ebd., S. 122): Der Therapeut »stellt sich hinter den Patienten«, wenn er containend, unterstützend, in einer Hilfs-Ich-Funktion ist. Er »stellt sich neben den Patienten«, wenn er mit dem Patienten gemeinsam dessen Situation betrachtet. Er »stellt sich dem Patienten gegenüber«, wenn er spiegelt, antwortet, konfrontiert. Er »geht dem Patienten voran«, indem er Entwicklungsaufgaben und Schwierigkeiten des Patienten antizipiert.

Die Dritten am Rand der Therapie

Reale Personen im Leben eines Patienten können in der Therapie in zweierlei Hinsicht als Dritte von Bedeutung sein; erstens, wenn es darum geht, wie der Patient sie in seinem Leben als Dritte nutzt oder vermeidet, und zweitens, weil sie in Bezug auf die Therapie und den Therapeuten eine Funktion als Dritte übernehmen.

Die Unmöglichkeit, Dritte zu nutzen, immer alles allein oder in dyadischer Abkapselung gegen Dritte machen zu müssen, kann bei bestimmten Patienten ein Grundthema sein. Bei Konflikten in der Familie oder am Arbeitsplatz lohnt es sich zu analysieren, warum die Situation nicht durch den Einbezug von Dritten verändert werden kann. Öfter entwickeln die Konfliktpartner einen gemeinsamen Widerstand gegen die Veränderung, der sich zuallererst gegen den Dritten richtet, gegen den sich die beiden zusammenschließen.

Manchmal gibt es aber auch gar keinen Dritten im Leben eines Patienten, dann muss man den vereinzelten Patienten erst einmal sozial verorten, ihm einen sozialen Rahmen verschaffen, damit ein Therapeut triangulierend wirken und sich mit dem Psychischen des Patienten beschäftigen kann. Angehörige, Freunde, Partner zu haben, ist eine zentrale Ressource, und die Schwierigkeiten, solche zu finden oder sich zu erhalten, stellen oft überhaupt den Anlass für eine Psychotherapie dar. Dennoch werden sie von Therapeuten oft als störende Dritte erlebt, die man lieber außen vor lassen möchte, um sich ganz mit der inneren Welt des Patienten und jenem Dritten zu beschäftigen, das in der therapeutischen Beziehung entsteht.

Schon Sigmund Freud sah in den Angehörigen einseitig eine Gefahr für die analytische Arbeit und versuchte diese deshalb so weit als möglich auszuschließen. Doch je ausgeschlossener sich die Dritten fühlen, desto unkontrollierbarer entwickeln sich ihre Einstellungen und Gefühle gegenüber der Therapie. Während es für Kinder- und Jugendlichenpsychotherapeuten unumgänglich ist, mit den Familienangehörigen, mindestens den Eltern, auch real in Kontakt zu sein, scheuen dies Erwachsenentherapeuten oft, auch wenn von diesen ausgeschlossenen Dritten ein Widerstand gegen die Therapie erwächst.

Andere unbeliebte Dritte sind Gutachter, Krankenkassen und alle anderen Instanzen, die Berichte über den Behandlungsverlauf einfordern und die Macht haben, diese zu finanzieren oder eben nicht. Therapeut und Patient können diese als störende, gar bedrohliche Dritte erleben, die ihre Aufmerksamkeit erzwingen und damit scheinbar den Gang der Behandlung unterbrechen. Angemessener wäre es, die Notwendigkeit, einen Bericht zu verfassen oder sonst mit Außenstehenden zu kommunizieren, als für das Leben typische Störungen und Anforderungen zu betrachten, mit denen der Therapeut beispielhaft in entwicklungsfördernder Weise umgehen kann. In der Regel profitieren er und der Patient auch, wenn der Therapeut eine Außenperspektive der laufenden therapeutischen Arbeit gegenüber einnehmen und diese auch unter Berücksichtigung außertherapeutischer Kriterien reflektieren muss.

Manchmal geschieht die Bezugnahme auf Dritte durch den Patienten über symptomhaftes Verhalten:

> Eine Therapeutin stellt in einer Supervisionsgruppe einen jugendlichen Klienten vor, weil der in einem Laden beim Diebstahl einer Jacke erwischt wurde. Während die Sorge der Therapeutin dem Diebstahl

> gilt, der ihr als eine Verschlechterung der Problematik ihres Patienten vorkommt, konzentriert sich das Interesse der Supervisionsgruppe merkwürdigerweise darauf, welcher Art genau die gestohlene Jacke war. Bis der Therapeutin schließlich einfällt, dass im Wartezimmer ihrer Praxis häufig eine solche Jacke hängt, die ihrem Praxispartner und Ehemann gehört. Dies verändert plötzlich die Bewertung des Diebstahls, weil dieser nun als Suche nach dem männlichen Dritten an der Seite der Therapeutin interpretiert werden kann.

Bei strukturell gestörten Patientinnen und Patienten mit ihren Schwierigkeiten der Nähe- und Distanzregulation »ist dafür zu sorgen, dass der Therapeut nicht zum alleinigen Kontaktobjekt wird. Im Rahmen einer einzeltherapeutischen Betreuung sind deshalb ständig außertherapeutische und außerfamiliäre Bezüge zu thematisieren«, meint Hermann Lang (2011, S. 244). Um der Fusion in die Dyade mit dem Therapeuten entgegenzuwirken, seien generell alle Abgrenzungsbemühungen des Patienten zu respektieren. Wenn es dann dem Patienten gelingt, »außertherapeutische Bindungen einzugehen, wird die therapeutische Beziehung zum triangulierenden Faktor, der dem regressiven Übertragungssog der dualen außertherapeutischen Relation zu kontern hat« (ebd.).

Insbesondere bei Patienten mit einer psychotischen Struktur stellt die Aufnahme intimer Beziehungen wegen der Triangulierungsschwäche ein Risiko dar. Deshalb müsse der Therapeut dann sogar real triangulierend als Konfliktberater fungieren und beispielsweise mit dem Patienten und seinem Partner zusammen Abgrenzungsstrategien erarbeiten. In solchen Therapien werde, so meint Lang, der Therapeut von einem zunächst narzisstisch besetzten dualen Objekt mehr und mehr zu einem triangulären Faktor.

Therapeutinnen und Therapeuten müssen nicht nur aushalten können, wenn der Patient nach einer anfänglichen Idealisierung der Dyade fähig wird, den Dritten außerhalb der Therapie zu suchen, und auf diesen einen Teil der Übertragung verschiebt, die zunächst vielleicht ganz beim Therapeuten lokalisiert war, sondern sie sollten dies sogar als erfreulichen Entwicklungsschritt erleben und gutheißen können, vergleichbar einem Elternteil in der frühen oder der ödipalen Triangulierung oder in der Adoleszenz. Doch spontan erleben Therapeuten solche Fortschritte des Patienten oft zunächst als Rückzug, als Verlust und narzisstische Kränkung, wie jener Elternteil mit Schwierigkeiten in seiner triadischen Kompetenz, der nicht in einer guten Verbindung zum anderen Elternteil steht.

Tatsächlich hat ein niedergelassen tätiger Therapeut ja meist auch keine Realbeziehung zu den dritten Objekten des Patienten außerhalb der Therapie und muss sich deshalb umso mehr bemühen, diese emotional zu besetzen. Andernfalls erlebt er die Hinwendung des Patienten zu einem Dritten nur als Abwendung von sich und versucht, dies dem Patienten vergeblich als dessen Widerstand gegen die Behandlung zu deuten, weil er libidinöse oder aggressive Gefühle dem Therapeuten gegenüber abwehren müsse oder Ähnliches. Diese häufig falsche These findet dann auch scheinbar ihre Bestätigung, wenn die Auseinandersetzung darüber in einen Konflikt zwischen Therapeut und Patient führt.

Besonders heftig sind Gegenübertragungsreaktionen des Therapeuten, wenn es sich bei diesen außertherapeutischen Dritten um andere Therapeuten handelt oder wenn die Behandlung wie bei Jugendlichen durch Familienangehörige abgebrochen wird. Man kann sich dann enttäuscht, hintergangen, betrogen, »weggeworfen« fühlen und alle Varianten eifersüchtiger Regungen verspüren: vom Impuls, den Patienten wegzuschicken, ihn in die vom Therapeuten als die schlechtere fantasierte Dyade zu verstoßen, den Rivalen zu disqualifizieren, bis hin zum Versuch, diesen unter Kontrolle zu bringen und als eigenständigen Dritten zu neutralisieren.

Michael Ermann (1985) schildert die typischen Gegenübertragungsgefühle am Beispiel einer Gruppentherapie, die er zusammen mit einer Kotherapeutin leitet.

> Der Patient, mit einem schwachen Vater und einer kontrollierenden Mutter aufgewachsen, richtet sich zunächst ganz auf den männlichen Leiter aus, dem diese dyadische Idealisierung gefällt, weshalb er sie auch selbst fördert. In einer zweiten Therapiephase verhält sich der Patient dann kritischer und ablehnender gegenüber dem Therapeuten und wendet sich mehr der Kotherapeutin zu, weshalb sich der Therapeut abgelehnt fühlt.

Der Patient erlebt nun also die therapeutische Dyade zum männlichen Gruppenleiter ähnlich einengend wie seine Beziehung zur kontrollierenden Mutter und wendet sich der Kotherapeutin zu, um sich aus der einengenden Nähe zum Therapeuten zu lösen. Je mehr sich der Patient auf die Therapeutin ausrichtet und anscheinend in der Dyade mit ihr Fortschritte macht, desto mehr Neid und Impulse tauchen beim sich ausgeschlossen fühlenden Therapeuten auf, diese Beziehung zwischen dem Patienten und der Therapeutin zerstören zu wollen.

Als der Therapeut versteht, dass seine Gegenübertragungsreaktionen Teil des Loyalitätskonflikts darstellen, in dem sich der Patient in der Triade mit den beiden Therapeuten befinden muss, kann er dies dem Patienten gegenüber formulieren. Dieser bestätigt diese Deutung des Triangulierungskonflikts, indem er die Angst erwähnt, die er hatte, den Therapeuten zu verlieren, nachdem er sich der Therapeutin zugewandt hatte. Dies entsprach der Angst des Patienten, seine Mutter zu verlieren, wenn er sich dem Vater zuwenden würde.

Im weiteren Verlauf der Behandlung hat der Therapeut ein differenzierteres Bild vom Patienten, und zwar ohne die früheren idealisierenden, aber auch ohne die ablehnenden und vorwurfsvollen Gefühle ihm gegenüber. Er kann nun die Beziehung zu ihm mit der Kotherapeutin und den anderen Gruppenteilnehmern teilen, und zwar ohne dyadisch-exklusive Fantasien oder Gefühle, ausgeschlossen zu sein.

Wenn Patienten nicht abgesprochen therapeutisch »fremdgehen«, sich beim Hausarzt Psychopharmaka oder beim Homöopathen Globuli besorgen, sich bei einem Kollegen eine Zweitmeinung einholen oder trotz des Bemühens des Therapeuten, die aktuelle Verschlechterung zu verstehen, in eine Klinik gehen, wirbelt dies die hinter der Idealisierung der dyadischen Therapeut-Patient-Beziehung abgewehrten Eifersuchts- und Rivalitätsgefühle auf – was den Therapeuten daran hindert, mit der neuen Situation zunächst einmal spielerisch umzugehen und sie auf ihr Potenzial für Triangulierungsprozesse hin zu untersuchen.

Oft wird übersehen, insbesondere in der Arzt-Patient-Beziehung in der somatischen Praxis, dass in der Dyade frühe existenzielle Abhängigkeiten zu der versorgenden Mutter reaktiviert werden und dass sich der Patient vielleicht zu einem Dritten hinwenden können muss, um den Druck und die gefährliche Nähe in der Dyade mit dem Arzt zu triangulieren. Sogar ein vollständiger

Rückzug des Patienten aus der Therapie, wenn er sie unterbricht oder einseitig beendet, kann eine triangulierende Funktion haben, weil der Patient vielleicht nur dadurch wieder eine genügend abgegrenzte Position gegenüber der Therapie einnehmen und diese dadurch auch ihre Wirkung entfalten lassen kann.

Die Fähigkeit eines Therapeuten, den Bezug zu außertherapeutischen Dritten aufrechtzuerhalten, sieht Peter Fürstenau als Bestandteil einer »erwachsenen postödipalen beruflichen Haltung« (1984, S. 132), die dem Therapeuten erlaubt, seinem Patienten vorzuleben, dass die »Auseinandersetzung mit interferierenden dritten Instanzen« zu den »zentralen Aufgaben reifen menschlichen Lebens« (S. 143) gehört. Denn: »Begrenzte Beziehungen, insbesondere Zweierbeziehungen, stehen stets in größeren, weiteren Bezügen und sind, auch als begrenzte Beziehungen, nur voll zu tätigen oder zu verstehen, zu beeinflussen und zu verändern, wenn diese ihre Einbettung in komplexe Zusammenhänge *stets mitgesehen* wird und die Gestaltung der engeren Beziehung dieser Einbettung Rechnung trägt« (S. 142).

Deshalb geht es immer darum, zuerst den progressiven Anteil der Kontaktaufnahme zu Dritten zu erwägen, sei es durch den Patienten oder auch durch den Therapeuten selbst, bevor man zu Deutungen und Abgrenzungsschritten greift, die allerdings auch nötig sein können, um die therapeutische Dyade zu schützen. Bei Patienten, die – nicht um zu triangulieren, sondern um zu spalten – ihre Übertragungen auf verschiedene Therapeuten oder andere Fachpersonen aufteilen, ist die Integration dieser aufgespaltenen Anteile am besten möglich, wenn sich die Fachpersonen real triangulierend miteinander in Kontakt befinden und austauschen können.

Eine Psychiaterin überweist einem männlichen Kollegen einen Patienten mit einer Persönlichkeitsstörung nach einer schweren Krise mit der Bemerkung, »der braucht einen Mann«. Der Therapeut darf nur sehr vorsichtig als eigene Person in Erscheinung treten, weitgehend muss er als spiegelndes und ermutigendes Objekt fungieren, sonst wird er in paranoide Konstruktionen des Patienten einbezogen.

Therapeutisch wirksam ist für den Patienten offensichtlich die Möglichkeit, sich mit dem Therapeuten gegenüber den scheinbar immer aufdringlichen und übergriffigen Frauen in der Welt abzugrenzen: seiner Mutter, die unbedingt Enkelkinder von ihm erwarte; seine weiblichen Vorgesetzten, die angeblich wollen, dass er von seinem Privatleben spricht; die Psychiaterin, die er als intrusiv erlebt, weil sie ihn wie die Mutter verfolge und ihm ins Gewissen rede, da er seine Medikamente nicht so nehme, wie sie es für richtig halte. Er möchte sich von ihr befreien, den Kontakt zu ihr beenden, obwohl er sie immer wieder auch schon als hilfreich erlebt habe und rational nachvollziehen könne, weshalb sie immer wieder über die Medikamente spreche.

Der Patient zögert jeweils, bevor er in der Psychotherapie von solchen Gedanken der Psychiaterin gegenüber berichtet, und der Therapeut versteht, dass der Patient das Thema nur dann bringen kann, wenn er, der Therapeut, sich nicht auf die Seite der Psychiaterin schlägt und auch auf der Einnahme der Medikamente beharrt, sondern mit dem Patienten aus der Position des Dritten heraus die Psychiaterin und deren Meinung sowie das Erleben der Beziehung zu ihr zum Thema macht. Würde er sich der Position der Psychiaterin anschließen, so würde er mit dieser im Erleben des Patienten verschmelzen und der trianguläre Raum zwischen Patient, Psychiaterin und Therapeut würde zu einer paranoid-dyadischen Konstellation zusammenschrumpfen.

Stattdessen muss der Therapeut darauf bauen, dass sein Patient die Botschaft der Psychiaterin desto eher aufnehmen kann, je freier er darüber in der therapeutischen Beziehung sprechen kann. Denn im Grunde geht es nicht nur um die Einnahme der Medikamente, sondern um die Gestaltung der Beziehung im Dreieck mit dem Therapeuten und der Psychiaterin.

Da die Psychiaterin den Patienten zum Therapeuten überwiesen und die Therapie stets unterstützt hat, gerät der Therapeut in eine unangenehme Lage, wenn sich der Patient jeweils negativ über die Psychiaterin äußert, und zwar umso mehr, als der Therapeut in ihr eine potenzielle triangulierende Dritte für den Fall sieht, dass Probleme zwischen ihm und dem Patienten oder eine Verschlechterung des Zustandes des Patienten den Einbezug eines Dritten erfordern würden. Seltene Telefonate zwischen Therapeut und Psychiaterin, die der Patient jeweils im Voraus autorisiert, und das Wissen der beiden Therapeuten, dass sie sich im gleichen theoretischen Bezugsrahmen mit geteilten Hintergrundtheorien bewegen, sind der Boden dafür, dass das Behandlungsdreieck trotz der teilweise paranoiden Verarbeitung des Patienten aufrechterhalten werden kann.

Jedes Mehrpersonensystem enthält Tendenzen zu Rivalitäten, Bündnisbildungen und Ausschließungen und die Dynamik von Macht und Ohnmacht. In der interdisziplinären Zusammenarbeit in Helfernetzen und mit Angehörigen anderer Professionen wird dem Einzelnen mehr als sonst Selbstreflexion in Bezug auf seine eigene Arbeit abverlangt, was trotz aller Schwierigkeiten und Reibungsverluste in eine für den Patienten – um den es geht! – konstruktive Triangulierung und Relativierung des eigenen Standpunktes und der eigenen Methode münden kann: »Wohl niemals sonst legt man mehr Rechenschaft über die eigenen Annahmen, Begriffe und Konzepte ab, als wenn man einem Kollegen aus einer anderen Disziplin zu erklären versucht, warum man diesen oder jenen Untersuchungsschritt vorschlägt. Dabei lernt man viel über die Reichweite und die Begrenztheit der eigenen Perspektive« (Welzer, 2006).

Triangulierungen in erweiterten Settings

In allen Settings, in denen es nicht nur der Therapeut und der Patient miteinander zu tun haben, sondern reale Dritte beteiligt sind, können Triangulierungsphänomene unmittelbarer inszeniert und beobachtet werden, wie in der Kinder- und Jugendlichenpsychotherapie, wo der Therapeut auch mit den Eltern des Patienten in Kontakt steht, in der Paar- und Familientherapie sowie in der Gruppenpsychotherapie.

In der *Therapie von Kindern und jüngeren Jugendlichen* müssen die Angehörigen einbezogen werden, weil ohne ihre Billigung die Behandlung nicht durchführbar ist und weil ohne eine Veränderung der familiären Dynamik eine bleibende Veränderung der Symptomatik des Kindes unwahrscheinlich ist. Ich habe an anderer Stelle (Grieser, 2001, 2011) anhand eines Beispiels einer Kindertherapie ausführlich beschrieben, wie nach und nach Triangulierungsschritte auf unterschiedlichen Ebenen in der Einzeltherapie mit dem Kind und den therapiebegleitenden Elterngesprächen möglich werden und wie Zahnräder ineinandergreifen, was, auf das Wesentliche reduziert, den folgenden Verlauf ergab:

Die Therapie beginnt damit, dass die Mutter in den Elterngesprächen vorsichtig die mangelhafte Präsenz des Vaters als Unterstützung für sich beklagt; der gleiche Mangel an väterlicher Präsenz wird auch in der Einzeltherapie im Erleben des zu Therapiebeginn sechsjährigen Sohnes deutlich. Hier tritt der Therapeut als gesetzgebender, strukturierender Dritter in Erscheinung, weil er die Anwesenheit des Vaters an den Elterngesprächen einfordert und anfängliche Widerstände dagegen in den Elterngesprächen analysiert. Zugleich vertritt der Therapeut in der Einzeltherapie gegenüber dem Kind den als Dritter noch ungenügend repräsentierten Vater und damit auch die Möglichkeit der Ablösung von der Mutter.

Die Einzeltherapie entfaltet sich dann nach dem Muster der frühen Triangulierung: Der Junge benutzt den Therapeuten als Dritten gegenüber der Mutter und dem Vater, indem er sich in der Therapie über diese Gedanken macht, sich beklagt und abgrenzt. Er nimmt auch konkret am Rand des therapeutischen Raumes – im Wartezimmer – mit Dritten in Bezug auf den Therapeuten Kontakt auf, nämlich mit den Kolleginnen des Therapeuten.

In dem Maße, in dem sich der Sohn mithilfe der Therapie eine eigenständige Position in der Familie verschafft, die Zuwendung des Vaters erhält und die ihm gebührende Stellung in der Geschwisterreihenfolge zurückerkämpft, klärt der Vater unter dem Druck der in den Elterngesprächen formulierten Forderungen der Mutter seine Beziehung zu seinem eigenen Vater, der bislang selbstherrlich das Leben der ganzen Familie dominierte. Gleichzeitig kann die Mutter eine neue Position in der Familie einnehmen und Wünsche nach Aktivitäten außerhalb der Familie durchsetzen, was eine therapeutisch auch wieder günstige vermehrte Präsenz des Vaters den Kindern gegenüber erfordert.

Die Therapie endet, als der Vater die Rolle des männlichen Dritten in der Familie und gegenüber seinem Sohn ausreichend gut selbst ausfüllen kann.

Meistens ist die Stelle des väterlichen Dritten in Familien nicht genügend besetzt. Um dies zu ändern, geht es in der Kinder- und Jugendlichenpsychotherapie, falls ein väterlicher Dritter potenziell vorhanden ist, darum, diesen als Ressource für das Kind zu aktivieren, bei ihm Interesse für das Kind zu wecken, aber auch beim oft schon resignierten Kind Interesse für den Vater zu wecken – dies gilt auch für die Erwachsenentherapie

– und auch bei der Mutter die Bereitschaft dafür zu schaffen, Vater und Kind überhaupt positive Erfahrungen miteinander machen zu lassen.

Ist kein väterlicher Dritter vorhanden, tritt der Therapeut zunächst als triangulierender Dritter oder als Übertragungsfigur an dessen Stelle. Oft wird er zuerst als rettender Dritter begrüßt, dann aber von der Mutter für ihre dyadisch-kontrollierende Beziehung zum Kind bedrohlich erlebt und in die Schranken gewiesen. (Für weitere Zugänge zum Vater in der Kinder- und Jugendlichenpsychotherapie siehe Grieser, 2008.)

In der *Paar- und Familientherapie* kann der Therapeut oder das Therapeutenpaar die Interaktionen im Paar oder in der Familie direkt miterleben und die verzerrten Muster ansprechen. Wenn die Beteiligten immer nur in Dyaden sprechen, insbesondere immer nur zum Therapeuten hin sprechen, kann er sie anleiten, immer wieder die Dritten einzubeziehen und in Triaden zu kommunizieren. Die systemische Technik des zirkulären Fragens über einen Dritten versetzt die Klienten in eine ungewohnte Außenperspektive in Bezug auf ihre gewohnten Wahrnehmungs- und Handlungsweisen: »Was empfindet wohl Ihre Tochter, wenn Sie Ihre Frau so angreifen?« Oder: »Was könnten Sie tun, um das Symptom Ihres Mannes zu verstärken?«

Jede Gruppe macht etwas mit dem Dritten und definiert sich teilweise auch dadurch, dass und in welcher Form sie den Dritten ein- oder ausschließt. Ständig laufen unbewusste Versuche, den Therapeuten zu verwickeln, ihn aus seiner abgegrenzten, triangulierenden Position herauszuholen und zu Parteinahmen zu verführen, zu Ratschlägen, Urteilen für oder gegen die eine oder die andere Seite. Er ist deshalb immer damit beschäftigt, eine triadische Ausgewogenheit anzustreben, um, insbesondere in Paartherapien, zu vermeiden, dass er zum Teil einer Subdyade wird, die einen Dritten ausschließt, oder dass er selbst zum ausgeschlossenen Dritten wird, gegen den sich die anderen zusammenschließen.

Die Gefahr für die Therapie besteht darin, dass der Therapeut in einer »untherapeutischen Triade« (Retzer, 2004, S. 136) oder der schon beschriebenen »perversen Triade« (Haley, 1977) »trianguliert«, im systemischen Sinne also fixiert und damit in seiner therapeutischen Potenz lahmgelegt wird. Je mehr Aktivität der Therapeut zeigt und je mehr er die von den Klienten gewünschte Veränderung bewirken möchte, desto mehr kann er in diese Position des untherapeutischen Dritten geraten.

Um dies zu vermeiden, kann der Paar- und Familientherapeut beispielsweise darauf achten, dass das Dritte, womit das Paar oder die Familie sich in der Therapie beschäftigt, ihre Paar- oder Familienthematik ist, wegen der sie in die Therapie kommen, und nicht der Therapeut oder das, was er tut oder nicht tut, sagt oder nicht sagt. Die Aufmerksamkeit eines Paares sollte nicht im Dreieck *Mann – Frau – Therapeut* fixiert werden, sondern sich im Dreieck *Mann – Frau – Paarbeziehung* bewegen.

Wie in der Familientherapie stehen auch in der *Gruppenpsychotherapie* andere Teilnehmer zur Verfügung, mit denen alle möglichen dyadischen und triadischen Konstellationen inszeniert werden können. Im von Walter Schindler formulierten »Familienmodell« der Gruppenpsychotherapie entwickelt sich der Prozess in einer Gruppe in einem Dreieck, das aus folgenden drei Positionen besteht: Gruppe, Leiter und Mitglied. Dabei wird meist die Gruppe als Mutter erlebt, der Leiter als Vertreter des Vaters und die Mitglieder als die Kinder beziehungsweise Geschwister.

> »Häufig wird zum Beispiel die Gesamtgruppe wie ein ›mütterliches Objekt der frühen Kindheit‹ wahrgenommen, die einzelnen Gruppenmitglieder fühlen sich aufgehoben und geborgen oder auch mangelhaft versorgt und alleingelassen. Konflikte aus dieser ›dyadischen‹ (Zweier-) Situation und damit verbundene sogenannte präödipale Verhaltensmuster stellen sich deutlich dar. Der Leiter ist dann Teil der Gruppe. Wird er als deutlich getrennt von der Gruppe wahrgenommen, ist manchmal die Bearbeitung ›triadischer‹ oder ›ödipaler‹ Konflikte möglich. Auf den Gruppenleiter werden ›väterliche‹ Aspekte übertragen, auf die Gruppe Aspekte der Mutter, wie sie von den Gruppenteilnehmern aus der Sicht eines Kindes wahrgenommen werden. Die Gruppenmitglieder füllen dann das Verhältnis zwischen Gruppe und Leiter mit Erinnerungsspuren und Phantasien zu ihren Eltern aus der Zeit, in der sie selbst Kinder waren. Sie können beobachten, wie diese Muster ihre aktuellen Beziehungen in der Gruppe färben, und dadurch bedingte Übertragungsverzerrungen zurücknehmen« (Staats, 2010, S. 223).

Wie die Entwicklung des Individuums zunächst in einem unstrukturierten mütterlichen Medium beginnt, so kann sich auch das neue Gruppenmitglied zu Beginn in der Gruppe fühlen und zunächst diffuse Spannungszustände erleben oder globale lust- und unlustbetonte Erfahrungen machen, die im Laufe der Zeit zunehmend besser differenziert wahrgenommen und sprachlich benannt werden können.

Das Gruppenmitglied versucht sich vielleicht zunächst am Leiter zu orientieren; so entsteht eine dyadische Beziehung zwischen dem Gruppenmitglied und dem Leiter, die sich im Lauf der Zeit zur mit der Gruppe triangulierten Beziehung weiterentwickeln kann. Das Erleben in der Gruppe kann aber auch auf allen drei Achsen, Mitglied – Leiter, Mitglied – Gruppe, Gruppe – Leiter, vorherrschend dyadisch sein, etwa wenn das Mitglied seine Gruppe idealisiert und den Leiter ausblendet oder wenn sich Leiter und Gruppe als verschmolzen erleben und das Interesse des einzelnen Mitglieds keine Berücksichtigung mehr findet.

So bietet die therapeutische Gruppe dem einzelnen Mitglied einen Raum, in dem es beginnend mit der primären Orientierungslosigkeit in der Welt die einzelnen dyadischen und triangulierenden Schritte seiner Kindheitsentwicklung reinszenieren und durcharbeiten kann, wobei zunächst dyadische und dann triadische Konfigurationen vorherrschen, wie Alfred Pritz (1988) im Detail darstellt. Das ideal triangulierte Ziel wäre, wenn alle Achsen im Dreieck *Mitglied – Gruppe – Leiter* gleichermaßen besetzt werden können; in dieser Konfiguration »realisiert das Gruppenmitglied seine Position in Beziehung zur Gesamtgruppe mit dem spezifischen Leiter. Keine der möglichen Beziehungen muß nunmehr abgewehrt werden. Das Dasein in der Gruppe ist von einer tragfähigen Konfliktfähigkeit bestimmt« (Pritz, 1988, S. 63) – und damit wäre schließlich auch der Zeitpunkt erreicht, an dem das Mitglied aus der Gruppe ausscheiden kann.

In der Gruppe ist der Patient nie mit einer zweiten Person allein, immer kann ein Dritter dazwischentreten: der Leiter zwischen die Gruppe und das einzelne Mitglied, wenn sich zwischen ihnen Konflikte zuspitzen oder sich das Mitglied von der Gruppe bedroht oder ausgeschlossen fühlt; die Gruppe zwischen Leiter und Mitglied, wenn diese beiden in eine dyadische Kollusion geraten; andere Gruppenmitglieder oder der Leiter schreiten ein, wenn Gruppenmitglieder untereinander in Konflikt geraten oder sich in Untergruppen abschotten.

Auch in verdeckte manipulative Beziehungsmanöver zwischen Gruppenteilnehmern können sich andere Teilnehmer oder der Leiter einmischen, und wenn traumatische Beziehungserfahrungen in der Gruppe wiedererlebt werden, stehen andere Gruppenteilnehmer als Zeugen und als Vertreter der Realität zur Verfügung, was in der Einzeltherapie nicht der Fall ist und den Patienten in solchen Situationen überfordern kann.

> »Auch in der Einzeltherapie müsste das Wissen, dass der Therapeut nicht der Missbraucher ist, schon eine trianguläre Situation sein oder auch der analytische Rahmen das Dritte bilden, aber die therapeutische Ich-Spaltung des Patienten reicht oft nicht aus, um diese Differenzierung zu realisieren. Ganz anders in der Gruppensituation, in der die anderen immer real anwesend sind und das verzerrte Erleben der Realität und der Machtverhältnisse zurechtrücken können« (Hirsch, 2011, S. 122).

Zwar eignet sich die Therapie in der Gruppe gut dafür, Triangulierungsstörungen zu bearbeiten, doch setzt die Teilnahme an der Gruppentherapie selbst wieder ein gewisses Maß an Triangulierungsfähigkeit voraus:

> »Die Schwelle zur ›Gruppenfähigkeit‹ (auch des Leiters!) liegt da, wo man – analog zum Heraustreten aus der ›Dualunion‹ mit der primären Bezugsperson – fähig wird zur Triangulierung: Jetzt gibt es nicht nur mehrere Zweierbeziehungen, sondern auch ›Beziehung zwischen Beziehungen‹ (›Meine Beziehung zu A ist anders als meine Beziehung zu B – und es gibt auch noch eine zwischen A und B, bei der ich nicht vorkomme, und wir haben auch alle eine Beziehung untereinander.‹). Man könnte auch die Triangulierungsfähigkeit als Schlüssel zur Gruppenfähigkeit betrachten« (Heinzel & Enke, 2010, S. 6).

Auf ein weiteres interessantes Arbeitsfeld, in dem man sich mit Vorteil der triadischen Perspektive bedient, die psychodynamische Organisationsberatung, kann ich hier aus Platzgründen leider nur hinweisen.

Die Institution als Drittes

Wenn ambulante Angebote nicht genügen, um die Struktur eines Patienten zu stabilisieren, muss er mit dem Eintritt in eine Institution ganz real den Rahmen wechseln und in einer äußerlichen Triadifizierung Distanz zu seinem Umfeld schaffen. Dabei spielen oft auch polizeiliche und juristische Maßnahmen eine Rolle, womit das Gesetz im lacanschen Sinn als Drittes unübersehbar in Erscheinung tritt. Der neue Rahmen schafft eine Distanz und reguliert und beschränkt den Kontakt zu Angehörigen, die der Patient oft schmerzlich vermisst, aber auch als bedrängend und bedrohlich erlebt.

Wie in der Therapiegruppe findet der Patient in der Institution sowohl mütterliche als auch väterliche Anteile, das Zusammenwirken und die Abstimmung beider kann für den therapeutischen Prozess die gleiche Rolle spielen wie das Zusammenspiel von Eltern in der Triade mit dem Kind. Die mütterlichen Anteile bestehen in der umfassenden Versorgung durch die Institution, die als regressive Verführung, aber auch drohende Verschlingung erlebt werden kann. Dagegen schützen die väterlichen Anteile der Institution in Form der Regeln, der Gebote und Verbote und der die Symbolisierungen ermöglichenden Gespräche.

Der psychotisch strukturierte Mensch findet auch hier wieder die symbolische Ordnung nicht in der Person des Arztes als Repräsentant des Väterlichen, weil ihm ja das väterliche Strukturelement nicht zur Verfügung steht, sondern in der symbolischen Ordnung, die die Institution mit ihren Regeln zur Verfügung stellt. Das strukturbildende »Nein« wird im Kampf um und gegen die Regeln gesucht, die auf der Station gelten. Die Auseinandersetzung damit macht einen zentralen Teil der therapeutischen Arbeit aus. Die Regeln können nicht einfach als ein starres väterliches Gesetz verkündet werden, sondern müssen stets aufs Neue vertreten und ausgehandelt und auf ihre Einhaltung hin überprüft werden, damit sie zum verlässlichen triangulierenden Dritten werden in der Regulation von Nähe und Distanz zu den Betreuungspersonen und der Institution selbst und somit gegen die Gefahr symbiotischer Verschmelzung oder völligen Objektverlustes wirken können.

Die Vielzahl an Bezugspersonen ermöglicht dem Patienten,

Spaltungen und Triangulierungen jedweder Art zu inszenieren, was für die therapeutische Arbeit genutzt werden kann, jedoch unter Umständen zu schweren Konflikten im Team führt, wenn die Arbeit nicht ständig reflektiert und in Supervisionen trianguliert wird.

Von strukturell schwer gestörten Patientinnen und Patienten in der stationären Psychotherapie geht oft die Verführung aus, »sich mit dem Patienten wie in einer von der Umwelt separierten Zweierbeziehung zu erleben und wie er die Welt mit ›dyadischen Augen‹ zu sehen« (Lohmer, 2002, S. 102). Die Aufgabe der Institution besteht deshalb darin, den einzelnen Mitarbeitern immer wieder Triangulierungen zu ermöglichen, sie in Supervisionen und Fallbesprechungen vor der Gefahr der Regression und des Realitätsverlustes zu bewahren und damit aufseiten der Patienten regressiv-dyadische Eskalationen mit malignen Entwicklungen bis hin zum Beziehungs- und Behandlungsabbruch zu vermeiden.

Triangulierungen schaffen Raum und brauchen Zeit – Schlussbemerkung

Für Psychotherapeutinnen und -therapeuten heißt Triangulierung auch Anerkennen, dass es mehr als eine Sicht der Dinge gibt. Dann kann man zum Beispiel in Supervisionen und Intervisionen den Blick von anderen auf das eigene Tun nutzen, was zwar manchmal auch eine Herausforderung für das eigene Schamgefühl darstellt, in der Regel aber befreiend, den Horizont erweiternd und auf die eigene Arbeit bereichernd wirkt. Der triangulierende Austausch mit Kollegen begrenzt die Gefahr, im Sog der therapeutischen Beziehungen Allmachts- oder Ohnmachtsfantasien zu erliegen und unreflektiert grundlegende Regeln außer Kraft zu setzen.

Wie die Suche nach dem Beziehungen stabilisierenden und öffnenden Potenzial des Dritten neue Perspektiven und Möglichkeiten in festgefahrenen Behandlungssituationen eröffnen kann, erlebt man als Supervisor von Therapeuten und Behandlungsteams regelmäßig. Die Internalisierung dieser Triadifizierungen zu Triangulierungen und der Aufbau von psychischer Struktur beim Patienten braucht hingegen manchmal sehr viel Zeit. Abschließen möchte ich deshalb mit einem Ausschnitt aus der 402. Sitzung einer niederfrequent geführten Therapie mit einer mittlerweile sozial und beruflich erfolgreichen jungen Frau, die die Behandlung vor vielen Jahren als schüchterne Jugendliche mit Schulproblemen begonnen hatte. Die Patientin wuchs ohne Vater auf, diesen hatte sie nie kennengelernt. Solche Patienten benötigen den Therapeuten oft über Jahre als Identifikationsfigur und real triadifizierendes Objekt.

Die Patientin stellt fest, dass sie in vielerlei Hinsicht andere Grundhaltungen vertritt als ihre Mutter und dass ihr dies ja immer schon sehr wichtig gewesen sei. Der Therapeut bemerkt, sie lege viel Wert darauf, eindeutig anders als ihre Mutter zu sein. Die Patientin stimmt zu, wundert sich aber, warum das bei ihren Freunden und Freundinnen nicht so sei und diese weniger das Bedürfnis hätten, sich gegen ihre Eltern abzugrenzen. Der Therapeut weiß aus früheren Gesprächen, dass diese alle mit ihren Vätern aufwuchsen, und spricht das an. Die Patientin bestätigt dies und verzieht zugleich das Gesicht, wie immer, wenn der Therapeut mit dem Vaterthema kommt, und fragt, was er damit sagen wolle.

Therapeut: »Vielleicht ist es einfacher, sich abzugrenzen, wenn man als Kind schon immer gesehen hat, dass auch die Eltern sich voneinander unterscheiden und sich immer wieder gegeneinander abgrenzen. Wenn man nur mit einem Elternteil aufwächst, kann man nicht miterleben, wie jeder Mensch seine eigene Identität aufrechterhält, und ohne Vater hat man kein Vorbild dafür, wie man das macht, sich von der Mutter zu unterscheiden. Das muss man dann ganz allein herausfinden.«

Patientin: »… und macht das dann sicherheitshalber grad mal ganz radikal.« Nach einer Pause fügt sie hinzu: »Ich war gar nicht immer so selbstbewusst und abgegrenzt, als Kind war ich schüchtern, klammerte mich immer an meine Mutter und versteckte mich hinter ihr.« Auf die Frage, wovor das Kind wohl Angst gehabt habe, wenn es sich hinter der Mutter verstecken musste, äußert der Therapeut die Vermutung, dass es, allein mit der Mutter aufwachsend, zu wenig die Erfahrung machen konnte, dass man sich gefahrlos von der Mutter weg zu einem Dritten hin- und zur Mutter zurückbewegen konnte und dass die Mutter dann immer noch da war.

Die Patientin findet das alles sehr schlüssig und wirft die Frage auf, ob ihre Lösung, sich so deutlich von der Mutter zu unterscheiden, eine schlechte Lösung, ein Problem sei. Sie findet aber keinen Hinweis darauf, in welcher Hinsicht dies ein Problem sein könnte, denn die Beziehung zu ihrer Mutter ist trotz oder wegen der deutlich markierten Unterschiede gut, und bei genauer Betrachtung zeigt sich auch, dass die Unterschiede gar nicht mehr so groß sind wie früher.

Der Therapeut sagt, problematisch könnte es sein, wenn sie einem Zwang unterliegen würde, krampfhaft anders als andere sein zu müssen, und keine innere Freiheit hätte, ihre Einstellungen frei zu wählen und zu ändern. Damit ist die Patientin zufrieden. Nach einer Pause fügt der Therapeut hinzu, es sei ja nun auch nicht mehr so, dass sie mit der Mutter allein geblieben wäre, sie habe ja jemand anderen gefunden, mit dem sie über die Mutter sprechen und sich von ihr abgrenzen konnte.

Die Patientin schaut den Therapeuten an und sagt: »Ja, das stimmt!«, um enttäuscht hinzuzufügen: »Aber meine Mutter hat mich ja hierher gebracht!« Das klingt in den Ohren des Therapeuten, als ob damit, dass die Mutter ihr den Therapeuten vermittelt hatte, die triangulierenden Errungenschaften der Therapie hinfällig würden und die ganze Abgrenzungsleistung nichts mehr wert sein könnte.

Darauf antwortet der Therapeut: »Ja, das muss man ihr hoch anrechnen, dass sie gemerkt hat, dass es eine männliche Bezugsperson neben ihr brauchte, damit es ihrer Tochter besser gehen konnte!« Sie stimmt nur zögernd zu, deshalb fügt der Therapeut an, dass die Patientin selbst ja auch damals schon ihren Teil dazu beigetragen habe, dass die Mutter einen Therapeuten suchen musste, indem sie die Symptome entwickelte, die diesen Schritt erforderlich machten.

Nun kann sie anerkennen, dass die Mutter feinfühlig genug war, ihre innere Not zu erkennen und Unterstützung zu suchen. »Ja«, meint sie, »so ergibt das alles einen Sinn.« Der Therapeut denkt für sich, dass seine Patientin damit den Therapieverlauf als Ganzes versteht und das Ende der Behandlung nahe ist.

Literatur

Abelin, E.L. (1971). The role of the father in the separation-individuation process. In J.R. McDevitt & C.F. Settlage (Hrsg.), *Separation-Individuation: Essays in honor of Margaret S. Mahler* (S. 229–252). New York: International Universities Press).

Abelin, E.L. (1986). Die Theorie der frühkindlichen Triangulation: Von der Psychologie zur Psychoanalyse. In J. Stork (Hrsg.), *Das Vaterbild in Kontinuität und Wandlung* (S. 45–72). Stuttgart: frommann-holzboog.

Allert, T. (1998). *Die Familie. Fallstudien zur Unverwüstlichkeit einer Lebensform.* Berlin: de Gruyter.

Arbeitskreis OPD (Hrsg.). (2006). *Operationalisierte Psychodynamische Diagnostik OPD-2.* Bern: Huber.

Arbeitskreis OPD-KJ-2 (Hrsg.). (2013). *OPD-KJ-2 – Operationalisierte Psychodynamische Diagnostik im Kindes- und Jugendalter.* Bern: Huber.

Bateman, A.W. & Fonagy, P. (2004). *Psychotherapie der Borderline-Persönlichkeitsstörung.* Gießen: Psychosozial, 2008.

Bauriedl, T. (1980). *Beziehungsanalyse.* Frankfurt/M.: Suhrkamp, 1984.

Bauriedl, T. (1998). Die Triangularität menschlicher Beziehungen und der Fortschrittsglaube in der psychoanalytischen Entwicklungstheorie. In D. Bürgin (Hrsg.), *Triangulierung. Der Übergang zur Elternschaft* (S. 123–140). Stuttgart: Schattauer.

Benjamin, J. (1988). *Die Fesseln der Liebe. Psychoanalyse, Feminismus und das Problem der Macht.* Frankfurt/M.: Stroemfeld/Roter Stern, 1990.

Bion, W.R. (1962). Eine Theorie des Denkens. In E. Bott Spillius (Hrsg.). (1988), *Melanie Klein heute. Entwicklungen in Theorie und Praxis,* Bd. 1 (S. 225–235). Stuttgart: Internationale Psychoanalyse, 1995.

Böhme-Bloem, C. (2002). Das Ergriffene im Begriff – Gedanken zum Symbolisierungsprozeß. *Zs. Psa. Theorie u. Praxis XVII,* 371–392.

Borasio, G.D. (2011). *Über das Sterben.* München: Beck, 2012.

Borens, R. (2000). Vater und Deutung. *Riss,* 47, 71–91.

Britton, R. (1989). Die fehlende Verbindung: die Sexualität der Eltern im Ödipuskomplex. In R. Britton, M. Feldman & E. O'Shaughnessy (Hrsg.), *Der Ödipuskomplex in der Schule Melanie Kleins* (S. 95–115). Stuttgart: Klett-Cotta, 1998.

Buchholz, M.B. (1993). ***Dreiecksgeschichten. Eine klinische Theorie psychoanalytischer Familientherapie.*** Göttingen: Vandenhoeck & Ruprecht.

Cassirer, E. (1944). ***Versuch über den Menschen. Einführung in eine Philosophie der Kultur.*** Hamburg: Felix Meiner, 2007.

Cavell, M. (1998). Triangulation, one's own mind and objectivity. ***Int. J. Psycho-Anal.***, 79, 449–467.

Chasseguet-Smirgel, J. (1986). ***Zwei Bäume im Garten. Zur psychischen Bedeutung der Vater- und Mutterbilder.*** München: Internationale Psychoanalyse, 1988.

Cremerius, J. (1981). Die Präsenz des Dritten in der Psychoanalyse. Zur Problematik der Fremdfinanzierung. In J. Cremerius, ***Vom Handwerk des Psychoanalytikers: Das Werkzeug der psychoanalytischen Technik.*** Bd. 2 (S. 262–305). Stuttgart: frommann-holzboog, 1990.

Datler, W., Hover-Reisner, N., Steinhardt, K. & Trunkenpolz, K. (2008). Zweisamkeit vor Dreisamkeit? Infant Observation als Methode zur Untersuchung früher Triangulierungsprozesse. In F. Dammasch, D. Katzenbach & J. Ruth (Hrsg.), ***Triangulierung. Lernen, Denken und Handeln aus psychoanalytischer und pädagogischer Sicht*** (S. 85–109). Frankfurt/M.: Brandes & Apsel.

Dammasch, F. (2008). Triangulierung und Geschlecht. Das Vaterbild in der Psychoanalyse und die Entwicklung des Jungen. In F. Dammasch, D. Katzenbach & J. Ruth (Hrsg.), ***Triangulierung. Lernen, Denken und Handeln aus psychoanalytischer und pädagogischer Sicht*** (S. 13–39). Frankfurt/M.: Brandes & Apsel.

Dammasch, F., Katzenbach, D. & Ruth, J. (Hrsg.). (2008). ***Triangulierung. Lernen, Denken und Handeln aus psychoanalytischer und pädagogischer Sicht.*** Frankfurt/M.: Brandes & Apsel.

Dammasch, F. & Metzger, H.-G. (1999). Die Suche nach der Differenz – Zur Bedeutung des Vaters in der familialen Dyade. ***Zs. Psa. Theorie u. Praxis***, 14, 284–305.

Delaisi de Parseval, G. (1981). ***La part du père.*** Paris: Edition du Seuil.

Ebrecht-Laermann, A. (2013). Pathologische Eifersucht. Zur Psychodynamik perverser Triangulierung am Beispiel von Catherine Millet. ***Psyche***, 67, 556–576.

Erdheim, M. (1990). Aufbruch in die Fremde. Der Antagonismus von Kultur und Familie und seine Bedeutung für die Friedensfähigkeit der Individuen. In R. Steinweg & C. Wellmann (Hrsg.), ***Die vergessene Dimension internationaler Konflikte: Subjektivität*** (S. 93–113). Frankfurt/M.: Suhrkamp.

Ermann, M. (1985). Die Fixierung in der frühen Triangulierung. Zur Dynamik der Loslösungsprozesse bei Patienten zwischen Dyade und Ödipuskonstellation. ***Forum Psa.***, 1, 93–110.

Ermann, M. (1995). ***Psychosomatische Medizin und Psychotherapie.*** Stuttgart: Kohlhammer, 2007.

Ermann, M. (2014). ***Der Andere in der Psychoanalyse. Die intersubjektive Wende.*** Stuttgart: Kohlhammer.

Fenichel, O. (1935). Beitrag zur Psychologie der Eifersucht. ***Imago***, XXI(2), 143–157.

Ferenczi, S. (1932). Sprachverwirrung zwischen den Erwachsenen und dem Kind. In S. Ferenczi (1982). ***Schriften zur Psychoanalyse.*** Bd. II (S. 303–313). Frankfurt/M.: Fischer.

Fivaz-Depeursinge, E. & Corboz-Warnery, A. (1999). ***Das primäre Dreieck. Vater, Mutter und Kind aus entwicklungstheoretisch-systemischer Sicht.*** Heidelberg: Carl-Auer, 2001.

Fonagy, P. (1998). Die Bedeutung der Dyade und der Triade für das wachsende Verständnis seelischer Zustände. In P. Fonagy & M. Target (2003), ***Frühe Bindung und psychische Entwicklung*** (S. 197–218). Gießen: Psychosozial.

Fonagy, P. & Target, M. (2001). Mit der Realität spielen. Zur Doppelgesichtigkeit psychischer Realität von Borderline-Patienten. ***Psyche***, 55, 961–995.

Freud, S. (1894a). ***Die Abwehr-Neuropsychosen.*** GW I. Frankfurt/M.: Fischer.

Freud, S. (1911c). ***Psychoanalytische Bemerkungen über einen autobiographisch beschriebenen Fall von Paranoia (Dementia paranoides).*** GW VIII. Frankfurt/M.: Fischer.

Freud, S. (1915b). ***Zeitgemäßes über Krieg und Tod.*** GW X. Frankfurt/M.: Fischer.

Freud, S. (1922b). ***Über einige neurotische Mechanismen bei Eifersucht, Paranoia und Homosexualität.*** GW XIII. Frankfurt/M.: Fischer.

Freud, S. (1923b). ***Das Ich und das Es.*** GW XIII. Frankfurt/M.: Fischer.

Freud, S. (1930a). ***Das Unbehagen in der Kultur.*** GW XIV. Frankfurt/M.: Fischer.

Frevert, G.; Cierpka, M. & Joraschky, P. (1996). Familiäre Lebenszyklen. In M. Cierpka (Hrsg.), ***Handbuch der Familiendiagnostik*** (S. 163–193). Berlin: Springer.

Fürstenau, P. (1984). Der Psychoanalytiker als systemisch arbeitender Psychotherapeut. In P. Fürstenau (1992), ***Entwicklungsförderung durch Therapie*** (S. 131–144). München: Pfeiffer.

Garstick, E. (2013). ***Junge Väter in seelischen Krisen. Wege zur Stärkung der männlichen Identität.*** Stuttgart: Klett-Cotta.

Gerisch, B. (2012). ***Suizidalität.*** Gießen: Psychosozial.

Gerson, S. (2011). Wenn der Dritte tot ist: Erinnerung, Trauer und Zeugenschaft nach dem Holocaust. ***Psyche***, 65, 193–217.

Green, A. (1975). Analytiker, Symbolisierung und Abwesenheit im Rahmen der psychoanalytischen Situation. Über Veränderungen der analytischen Praxis und Erfahrung. ***Psyche***, 29, 503–541.

Grieser, J. (1998). ***Der phantasierte Vater. Zu Entstehung und Funktion des Vaterbildes beim Sohn.*** Tübingen (edition diskord).

Grieser, J. (2001). Vater, Mutter, Kind und Therapeut. Die therapeutische Funktion des Dritten in der Behandlung depressiver Zustände. ***Forum Psa.***, 17, 64–83.

Grieser, J. (2003). Von der Triade zum triangulären Raum. ***Forum Psa.***, 19, 99–115.

Grieser, J. (2008). Die Position des Vaters in Psychotherapie und Beratung. Teil 2: Die drei Dimensionen des Väterlichen in der Beratung. ***Kinderanalyse***, 16, 201–231.

Grieser, J. (2011). *Architektur des psychischen Raumes. Die Funktion des Dritten.* Gießen: Psychosozial.

Grieser, J. (2013). Der psychische Raum im Alter und der Tod. *Psychotherapie & Sozialwissenschaft*, 15, 103–127.

Haley, J. (1977). Towards a theory of pathological systems. In: P. Watzlawick & J.H. Weakland (Hrsg.), *The interactional view* (S. 31–48). New York: Norton.

Hart, S. L., Carrington, H.A., Tronick, E.Z. & Carroll, S. R. (2004). When infants lose exclusive maternal attention: Is it jealousy? *Infancy*, 6, 57–78.

Heigl-Evers, A. & Ott, J. (1998). *Die psychoanalytisch-interaktionelle Methode. Theorie und Praxis.* Göttingen: Vandenhoeck & Ruprecht.

Heinzel, R. & Enke, H. (2010). Gruppenpsychotherapie – Grundlagen und Zugänge: Psychotherapie, Sozialpsychologie, Systemtheorie. In V. Tschuschke (Hrsg.), *Gruppenpsychotherapie* (S. 2–7). Stuttgart: Thieme.

Herzog, J.M. (1982). On father hunger: The father's role in the modulation of aggressive drive and fantasy. In S.H. Cath, A. Gurwitt & J.M. Ross (Hrsg.), *Father and child.* Boston: Little, Brown.

Hessisches Kultusministerium (Hrsg.). (2013). *Begegnung auf Augenhöhe – Schulbegleitende Gespräche zu dritt.* Wiesbaden.

Hirsch, M. (1989). Der eigene Körper als Übergangsobjekt. In: M. Hirsch (Hrsg.), *Der eigene Körper als Objekt* (S. 9–32). Gießen: Psychosozial, 2000.

Hirsch, M. (2010). *»Mein Körper gehört mir ... und ich kann mit ihm machen, was ich will!« Dissoziationen und Inszenierungen des Körpers psychoanalytisch betrachtet.* Gießen: Psychosozial.

Hirsch, M. (2011). *Trauma.* Gießen: Psychosozial.

Hirsch, M. (2013). Rezension von Grieser 2011. *Psychoanalyse im Widerspruch*, 50, 127–134.

Hopf, H. (2014). *Die Psychoanalyse des Jungen.* Stuttgart: Klett-Cotta.

Ingwersen, F. (2006). Triangulierungsphänomene im Kontext von psychosomatischen Kliniken. In J. Rieforth (Hrsg.), *Triadisches Verstehen in sozialen Systemen* (S. 213–228). Heidelberg: Carl-Auer.

Jaques, E. (1965). Der Tod und die Krise der Lebensmitte. In E. Bott Spillius (Hrsg.), *Melanie Klein heute. Entwicklungen in Theorie und Praxis.* Bd. 2 (S. 301–331): Anwendungen. Stuttgart: Internationale Psychoanalyse, 1991.

Jordi, C. (2000). Ent-Bindung und Triangulierung. Eine psychoanalytische Annäherung an eine Geburts-Szene. *Journal*, 38, 27–32 (Psychoanalytisches Seminar Zürich).

Katzenbach, D. & Ruth, J. (2008). Lernen – Lernstörung – Triangulierung. Zum Zusammenspiel von Emotion und Kognition bei Lernprozessen. In F. Dammasch, D. Katzenbach & J. Ruth (Hrsg.), *Triangulierung. Lernen, Denken und Handeln aus psychoanalytischer und pädagogischer Sicht* (S. 59–81). Frankfurt/M.: Brandes & Apsel.

Kernberg, O.F. (1995). *Liebesbeziehungen. Normalität und Pathologie.* Stuttgart: Klett-Cotta, 1998.

Kernberg, O.F. (1999). Plädoyer für eine »Drei-Personen-Psychologie«. *Psyche*, 53, 878–893.

Klein, M. (1927). Frühstadien des Ödipuskonfliktes. In M. Klein (1985), *Frühstadien des Ödipuskomplexes. Frühe Schriften 1928–1945* (S. 7–21). Frankfurt/M.: Fischer.

Kleist, H. v. (1938). Über die allmähliche Verfertigung der Gedanken beim Reden. In H. v. Kleist (2011), *Sämtliche Erzählungen und andere Prosa* (S. 340–346). Ditzingen: Reclam.

Klitzing, K. v. (2002). Frühe Entwicklung im Längsschnitt: Von der Beziehungswelt der Eltern zur Vorstellungswelt des Kindes. *Psyche,* 56, 863–887.

König, K. (1995). Die Fixierung in der Dyade. In P. Buchheim, M. Cierpka & T. Seifert (Hrsg.), *Lindauer Texte* (S. 39–49). Berlin: Springer.

Körner, J. (1998). Die Zukunft der Psychoanalyse. In R. Eckes-Lapp & J. Körner (Hrsg.), *Psychoanalyse im sozialen Feld* (S. 357–372). Gießen: Psychosozial.

Kutter, P. (2001). *Affekt und Körper.* Göttingen: Vandenhoeck & Ruprecht.

Lacan, J. (1953). Funktion und Feld des Sprechens und der Sprache in der Psychoanalyse. In J. Lacan (1986), *Schriften I* (S. 71–169). Weinheim: Quadriga.

Lacan, J. (1966). Über eine Frage, die jeder möglichen Behandlung der Psychose vorausgeht. In J. Lacan (1991). *Schriften II* (S. 61–117). Weinheim: Quadriga.

Lang, H. (1999). Die strukturale Triade – Zur Bedeutung des symbolischen Dritten. In H. Weiß (Hrsg.), *Ödipuskomplex und Symbolbildung,* (S. 62–80). Tübingen: edition diskord.

Lang, H. (2011). *Die strukturale Triade und die Entstehung früher Störungen.* Stuttgart: Klett-Cotta.

Lang, J.-L. (1958). L'abord psychanalytique des psychoses chez l'enfant. *La Psychanalyse,* 4, 51–82.

Lebovici, S. (1993). On intergenerational transmission: From filiation to affiliation. *Infant Mental Health Journal,* 14, 260–272.

Lévi-Strauss, C. (1949). Der Zauberer und seine Magie. In C. Lévi-Strauss (1978), *Strukturale Anthropologie I* (S. 184–203). Frankfurt/M.: Suhrkamp.

Löhlein, M.-S. & Lohl, J. (2013). »Wachsen im Dreieck«. Triangulierung als entwicklungspsychologische Kompetenz. In Hessisches Kultusministerium (Hrsg.), *Begegnung auf Augenhöhe – Schulbegleitende Gespräche zu dritt* (S. 11–16). Wiesbaden.

Lohmer, M. (2002). *Borderline-Therapie. Psychodynamik, Behandlungstechnik und therapeutische Settings.* Stuttgart: Schattauer.

Mahler, M. S., Pine, F. & Bergman, A. (1975). *Die psychische Geburt des Menschen. Symbiose und Individuation.* Frankfurt/M.: Fischer, 1980.

McDougall, J. (1991). *Theater des Körpers.* Weinheim: Internationale Psychoanalyse.

McDougall, J. (1997). *Die Couch ist kein Prokrustesbett. Zur Psychoanalyse der menschlichen Sexualität.* Weinheim: Internationale Psychoanalyse.

Mentzos, S. (1993). *Psychodynamische Modelle in der Psychiatrie.* Göttingen: Vandenhoeck & Ruprecht.

Mertens, W. (1992). *Entwicklung der Psychosexualität und der Geschlechtsidentität. Bd. 1: Geburt bis 4. Lebensjahr.* Stuttgart: Kohlhammer.

Money-Kyrle, R. (1971). The Aim of Psychoanalysis. ***Int. J. Psychoanal.***, 52, 103–106.

Mooij, A. (2003). Die Bedeutung des Vaters in der Psychosebehandlung. Überlegungen zu Theorie und Technik. ***Riss***, 56, 81–92.

Müller, T. (2001). Über psychotische Persönlichkeitsorganisationen. In F. Schwarz & C. Maier (Hrsg.), ***Psychotherapie der Psychosen*** (S. 28–37). Stuttgart: Thieme.

Murakami, H. (1992). ***Südlich der Grenze, westlich der Sonne.*** Köln: DuMont, 2013.

Oberhoff, B. (1994). Der frühkindliche Symbiose-Separationsprozeß in seiner Bedeutung für ein Konzept kreativen Lernens in der Supervision. ***Supervision***, 25, 75–87.

Ogden, T.H. (1989). ***Frühe Formen des Erlebens.*** Wien: Springer, 1995.

Ogden, T.H. (2004). Das analytische Dritte, das intersubjektive Subjekt der Analyse und das Konzept der projektiven Identifikation. In M. Altmeyer & H. Thomä (Hrsg.), ***Die vernetzte Seele. Die intersubjektive Wende in der Psychoanalyse*** (S. 35–64). Stuttgart: Klett-Cotta), 2006.

Overbeck, G., Grabhorn, R., Stirn, A. & Jordan, J. (1999). Neuere Entwicklungen in der Psychosomatischen Medizin. ***Psychotherapeut***, 44, 1–12.

Pine, F. (1988). Die vier Psychologien der Psychoanalyse und ihre Bedeutung für die Praxis. ***Forum Psa.***, 6, 232–249 (1990).

Plänkers, T. (2003). Trieb, Objekt, Raum. Veränderungen im psychoanalytischen Verständnis der Angst. ***Psyche***, 57, 487–522.

Plassmann, R. (1989). Artifizielle Krankheiten und Münchhausen-Syndrome. In M. Hirsch (Hrsg.), ***Der eigene Körper als Objekt. Zur Psychodynamik selbstdestruktiven Körperagierens*** (S. 118–154). Gießen: Psychosozial, 2000.

Plassmann, R. (1993). Organwelten: Grundriß einer analytischen Körperpsychologie. ***Psyche***, 47, 261–282.

Pritz, A. (1988). Paarbildung und Triangulierung in der gruppenanalytischen Psychotherapie. In D.v. Ritter-Röhr (Hrsg.), ***Gruppenanalytische Exkurse*** (S. 49–64). Berlin: Springer.

Reiche, R. (1999). Subjekt, Patient, Außenwelt. ***Psyche***, 53, 572–596.

Retzer, A. (2004). ***Systemische Paartherapie. Konzepte – Methode – Praxis.*** Stuttgart: Klett-Cotta.

Rohde-Dachser, C. (1987). Ausformungen der ödipalen Dreieckskonstellation bei narzißtischen und bei Borderline-Störungen. ***Psyche***, 41, 773–799.

Rohde-Dachser, C. (2008). Sexualität als inneres Theater. Zur Psychodynamik der Hysterie. ***Psyche***, 62, 331–355.

Rohde-Dachser, C. (2012). Was sich wandelt und was bleibt. Über die Unstillbarkeit der Verheißung. ***Psychotherapie & Sozialwissenschaft***, 14(1), 85–102.

Rosenmayr, L. (1997). Psychoanalyse und Altersforschung. In: Radebold, H. (Hrsg.), ***Altern und Psychoanalyse, Psychoanalytische Blätter.*** Bd. 6 (S. 21–40). Göttingen: Vandenhoeck & Ruprecht.

Rotmann, M. (1978). Über die Bedeutung des Vaters in der »Wiederannäherungs-Phase«. ***Psyche***, 32, 1105–1147.

Rudolf, G. (2006). ***Strukturbezogene Psychotherapie. Leitfaden zur psychodynamischen Therapie struktureller Störungen.*** Stuttgart: Schattauer.

Rupprecht-Schampera, U. (1997). Das Konzept der »frühen Triangulierung« als Schlüssel zu einem einheitlichen Modell der Hysterie. ***Psyche,*** 51, 637–664.

Sartre, J.-P. (1943). ***Das Sein und das Nichts.*** Reinbek: Rowohlt, 1993.

Schleske, G., Meng, H. & Bürgin, D. (2002). Trianguläre Phänomene in der Behandlung Jugendlicher im milieutherapeutischen Setting. Teil II: Die Bedeutung der Triangulierungsfähigkeit in der Adoleszenz. ***Kinderanalyse,*** 10, 143–160.

Schoenhals, H. (1997). Ödipuskomplex, Triangulärer Raum und Symbolisierung, In R. Kennel & G. Reerink (Hrsg.). ***Klein – Bion. Eine Einführung*** (S. 113–125). Tübingen: edition diskord.

Schon, L. (1995). ***Entwicklung des Beziehungsdreiecks Vater-Mutter-Kind.*** Stuttgart: Kohlhammer.

Schon, L. (2014). Triangulierung. In W. Mertens (Hrsg.), ***Handbuch psychoanalytischer Grundbegriffe*** (S. 974–980). Stuttgart: Kohlhammer.

Seidler, G.H. (1994). Der Sog in die Monade: Die Elimination der »dritten Position«. In G.H. Seidler (Hrsg.), ***Das Ich und das Fremde*** (S. 9–23). Gießen: Psychosozial, 2002.

Simmel, G. (1908). ***Soziologie.*** Frankfurt/M.: Suhrkamp, 1992.

Sloterdijk, P. (1998). ***Sphären I – Blasen.*** Frankfurt/M.: Suhrkamp.

Staats, H. (2010). Psychotherapie in Gruppen. Grundlagen analytischer und verhaltenstherapeutischer Modelle und Interventionen. In W. Hiller, E. Leibing, F. Leichsenring & S. K. D. Sulz (Hrsg.), ***Lehrbuch der Psychotherapie. Bd.1: Wissenschaftliche Grundlagen der Psychotherapie*** (S. 217–232). München: CIP-Medien.

Sterba, R. (1934). Das Schicksal des Ichs im therapeutischen Verfahren. ***Psyche,*** 29, 941–949 (1975).

Stern, D.N. (1995). ***Die Mutterschaftskonstellation. Eine vergleichende Darstellung verschiedener Formen der Mutter-Kind-Psychotherapie.*** Stuttgart: Klett-Cotta, 1998.

Warsitz, R.-P. (1988). Institutionelle Gewalt – Symbiose mit der Mutter oder Suche nach dem Vater. Kontroverse Konzepte in der Psychosenbehandlung. ***Fragmente,*** 26, 48–69.

Warsitz, R.-P. (1996). Die Geburt der Zeit aus dem Raum. ***Riss,*** 11, 79–110.

Weiß, H. (2009). ***Das Labyrinth der Borderline-Kommunikation. Klinische Zugänge zum Erleben von Raum und Zeit.*** Stuttgart: Klett-Cotta.

Welzer, H. (2006). ***Nur nicht über Sinn reden!*** URL: www.zeit.de/2006/18/B-Interdisziplinaritt_xml (Stand: 22.06.2014).

Will, H., Grabenstedt, Y., Völkl, G. & Banck, G. (1998). ***Depression. Psychodynamik und Therapie.*** Stuttgart: Kohlhammer.

Winnicott, D.W. (1953). Übergangsobjekte und Übergangsphänomene. In D.W. Winnicott (1979), ***Vom Spiel zur Kreativität*** (S. 10–36). Stuttgart: Klett-Cotta.

Winnicott, D.W. (1956). Primäre Mütterlichkeit. In D. W. Winnicott (1983), ***Von der Kinderheilkunde zur Psychoanalyse*** (S. 157–64). Frankfurt/M.: Fischer.

Winnicott, D. W. (1960). Die Theorie von der Beziehung zwischen Mutter und Kind. In D. W. Winnicott (1965), ***Reifungsprozesse und fördernde Umwelt*** (S. 47–71). Frankfurt/M.: Fischer, 1984.

Winnicott, D. W. (1963). Die Entwicklung der Fähigkeit der Besorgnis (Concern). In D. W. Winnicott (1965), ***Reifungsprozesse und fördernde Umwelt*** (S. 93–105). Frankfurt/M.: Fischer, 1984.

Wurmser, L. (2006). Pathologische Eifersucht. Dilemma von Liebe und Macht. ***Forum Psa.***, 22, 3–22.